国家卫生和计划生育委员会"十三五"规划教材配套教材

全国高等学校配套教材

供医学影像学专业用

医学影像物理学实验

第4版

主　审　吉　强

主　编　仇　惠　张瑞兰

副主编　吴小玲　王亚平

编　者　（以姓氏笔画为序）

王　岚（哈尔滨医科大学）　　　　李绍新（广东医科大学）

王亚平（锦州医科大学）　　　　　吴小玲（南京医科大学）

仇　惠（牡丹江医学院）　　　　　张瑞兰（北华大学）

石继飞（包头医学院）　　　　　　赵　强（华北理工大学）

吉　强（天津医科大学）　　　　　侯淑莲（华北理工大学）

邬志韧（昆明医科大学）　　　　　徐春环（牡丹江医学院）

刘东华（新乡医学院）　　　　　　温　良（中国医科大学）

刘迎九（北华大学）

人民卫生出版社

图书在版编目（CIP）数据

医学影像物理学实验 / 仇惠，张瑞兰主编．—4 版．
—北京：人民卫生出版社，2017

（临床诊断影像系列）

本科医学影像学专业第四轮规划教材配套教材

ISBN 978-7-117-25142-6

Ⅰ．①医⋯　Ⅱ．①仇⋯ ②张⋯　Ⅲ．①影象诊断－医用
物理学－实验－医学院校－教材　Ⅳ．①R 445-33

中国版本图书馆 CIP 数据核字（2017）第 245192 号

人卫智网	www.ipmph.com	医学教育、学术、考试、健康，购书智慧智能综合服务平台
人卫官网	www.pmph.com	人卫官方资讯发布平台

医学影像物理学实验
第 4 版

主　　编：仇　惠　张瑞兰
出版发行：人民卫生出版社（中继线 010-59780011）
地　　址：北京市朝阳区潘家园南里 19 号
邮　　编：100021
E - mail：pmph @ pmph.com
购书热线：010-59787592　010-59787584　010-65264830
印　　刷：中国农业出版社印刷厂
经　　销：新华书店
开　　本：787 × 1092　1/16　印张：14　插页：1
字　　数：332 千字
版　　次：2002 年 11 月第 1 版　　2017 年 12 月第 4 版
　　　　　2017 年 12 月第 4 版第 1 次印刷（总第 7 次印刷）
标准书号：ISBN 978-7-117-25142-6/R·25143
定价（含光盘）：30.00 元
打击盗版举报电话：010-59787491　E-mail：WQ @ pmph.com
（凡属印装质量问题请与本社市场营销中心联系退换）

前言

《医学影像物理学实验》自2002年问世以来经历了2版、3版的两次内容修改和结构的调整，并通过十几年的教学使用得到了全国各院校师生的肯定，取得了很好的社会效益，已成为卫生部国家级规划教材《医学影像物理学》的配套教材。

医学影像是发展极快的诊断技术，医学教育要适应医学实践与研究的发展，2016年11月卫计委"十三五"国家级规划教材4版《医学影像物理学》出版发行了。《医学影像物理学实验》作为规划教材的配套教材也要与时俱进，及时修订再版是很自然的事。经过多年的教学实践和改革，新一届编委会对《医学影像物理学实验》教材建设也有自己新的构思和设想，在教材修订过程中首先将《医学影像物理学实验》与《医学影像物理学仿真实验》进行整合，使其合二为一，统称为《医学影像物理学实验》。内容编排上分为传统实验和仿真实验两大部分，并配有仿真实验光盘。

传统实验主要从以下三个方面进行了尝试：

统一和规范了医学影像物理学实验项目，全书实验编排顺序与4版理论教材一致。新版实验项目的设计也分为X线影像、超声成像、磁共振成像、核医学影像及电离辐射防护几大部分，共24个实验项目。

在实验设计过程中注意实验内容和4版理论讲授内容的有机结合，使其更加适合与4版理论教材配套使用。编写上遵循深入浅出的原则，实验难易度适当，注意让学生在实验中加深对医学影像物理学原理的理解，既能保证学生动手能力的培养，又可以让学生从实验原理上进行深入探索，自我设计新实验；同时也注重让学生掌握基本实验技能及方法，培养学生对实验仪器及实验结果的分析能力。

为了适应医学影像学科的高速发展，扩展现代实验技术手段，开拓设计性实验，新版实验进行了去旧添新工作，删减了部分较陈旧实验，增加了如超声CT、多维磁共振成像和模拟CT成像等现代医学影像物理学实验，充分体现了新版实验教材的先进性。

仿真实验的应运而生，主要基于以下两点：①医学影像物理学实验因为耗资太大，许多学校实验室不购买相应设备，结果由于仪器的不具备而直接制约了医学影像物理学实验教学的开展；②医学影像物理学实验涉及放射防护，对教师和学生身体健康有潜在的危险，部分师生对此课程还有一定的排斥、恐惧心理，阻碍了医学影像物理学实验教学的开展。医学影像物理学仿真实验的开设，可在相当程度上弥补实验教学基于以上原因无法开展的缺陷。另外，仿真实验使实验教学在时间和空间上得到延伸，打破了时间和空间的局限。学生可通过计算机软件在分散的地点，灵活安排时间对实验内容进行预习和复习。仿真实验项目的设计编排同样遵循4版理论教材，按顺序囊括X线影像、超声成像、磁共振成像、核医学影像等共17个实验项目。仿真实验纸质版教材部分对每一个实验给出了详细介绍及操作指导，与数字教材（光盘）配合使用，方便学生利用仿真实验对相应的实验内容进行预习与拓展训练。

新版实验教材的编写在内容上将传统实验和仿真实验相关联，使其相辅相成，这也是改革实验教学手段的一个重要发展方向。

本实验教材在中国医科大学张泽宝教授和北华大学胡继光教授的大力支持下进行了开创性的工作，为我国医学影像物理学的学科建设和发展做出了贡献。新一届编委对前辈卓有成效的工作表示最诚挚的敬意。

《医学影像物理学实验》第 4 版教材的编委来自全国各个省市的不同层次的院校，代表各种不同层次的院校对教材内容的需求情况，从而使编写出来的教材适用面更加广泛。由于我们水平有限，如果有理解不深入、考虑不全面的地方，敬请使用本实验教材的同行、学者和同学们提出宝贵的意见和建议，以便今后再版时有的放矢地补充修订。

编者
2017 年 6 月

目录

传统实验部分

传统实验部分

实验一　电子束的聚焦与偏转

目的

1. 了解电子束聚焦与偏转的原理。
2. 观察电子束在电场和磁场中的聚焦现象。
3. 学会测量电子束在电场和磁场中的偏转位移。
4. 理解各种成像设备中显像管的基本原理。

器材

电子和场实验仪、万用表、数字万用表、直流稳压电源。

原理

各种成像设备中的示波管、显示器、电视显像管、摄像管等的外形和功用虽然各不相同,但它们都有一个共同点,即利用了电子束的聚焦和偏转使电子束在荧光屏上清晰地成像。电子束的聚焦与偏转可以通过电场和磁场对电子的作用来实现。本实验就是利用示波管研究电子束在电场和磁场中的运动规律。

1. 示波管的结构　如图 1-1 所示,示波管是一个抽成真空的玻璃管,管内部件分为电子枪、偏转板和荧光屏三部分。其中电子枪是示波管的核心部件,它由阴极 K、控制栅极 G、第一阳极 A_1 和第二阳极 A_2 等同轴不同半径的金属圆筒(筒内膜片中心设有小孔)组成。灯丝 H 通电后阴极被加热发射出大量热电子。第一阳极 A_1 的电势比阴极 K 高几百伏,第二阳极 A_2 的电势之间形成强电场,使阴极发射的热电子被加速,最后打在荧光屏上,发出可见光,显示了电子射线的落点。控制栅极 G 加有比阴极低的负电压,用来控制到达荧光屏的电子数,以改变荧光屏上光点的亮度,故称为辉度调节。

2. 电子束在纵向电场中的聚焦(电聚焦)　从电子枪阴极逸出的热电子是沿着不同方向散射的,为了在荧光屏上得到一个细小的光点,用一定形状的电场改变电子的运动方向,把电子会聚成一细束。这种产生聚焦作用的静电场装置称为电子透镜。电子枪内的第一阳极 A_1 与第二阳极 A_2 就组成了一个电子透镜,如图 1-2 所示。电子透镜聚焦作用的强弱决定于 A_1 与 A_2 之间的电场分布,即决定于 A_1、A_2 与阴极 K 之间的电压 U_1(聚

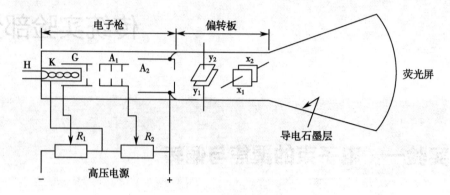

图 1-1   示波管的结构

焦电压)、U_2(加速电压)的大小。可以证明,当 U_1、U_2 满足一定的比例关系时,电子束在荧光屏上会聚成一个直径非常细小的亮点,这个关系通常称为聚焦条件。用 EF-4S 型电子和场实验仪,可以很方便地调整 U_1、U_2,检验聚焦条件,也可以定性观察聚焦效果与 U_1、U_2 的相关性。

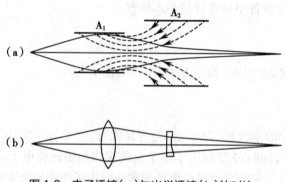

图 1-2   电子透镜(a)与光学透镜(b)的对比

3. 电子束在横向电场中的偏转(电偏转)   当示波管的两块 y 轴(或 x 轴)偏转板加上电压时,通过两板间的电子束将受到电场力的作用而发生横向偏移。如图 1-3 所示,设偏转板长为 l,两板间距离为 d,偏转板中心到荧光屏的距离为 L,加速电压为 U_2,偏转电压为 U_d,经过加速的电子以速度 v_z 进入偏转电场,受电场力的作用,运动方向发生改变,偏向正极板一侧。电子离开偏转板后,不再受电场力的作用,它将以离开偏转板时的速度匀速前进,并打到荧光屏上。经理论推导可得

$$D = \frac{lLU_d}{2dU_2} \tag{1-1}$$

式(1-1)表明,荧光屏上光点的位移(偏离荧光屏中心点的距离)D 与偏转电压 U_d 的大小成正比。比例系数在数值上等于偏转电压为 1V 时,屏上光点位移的大小,称为示波管的电偏转灵敏度 S,即

$$S = \frac{D}{U_d} = \frac{lL}{2dU_2} \tag{1-2}$$

式(1-2)表明,电偏转灵敏度 S 与 l 及 L 成正比,与 d 及 U_2 成反比。其中 l、d、L 可理解为与偏转板相关的几何量,当它们一定时,S 只随加速电压 U_2 的增大而减小。

4. 电子束在横向磁场中的偏转(磁偏转) 电子束通过磁场时,会受到洛仑兹力的作用而发生偏转。如图1-4所示,设实线方框内有磁感应强度为 B 的均匀磁场,方向垂直纸面向外,方框外 $B=0$。当电子以速度 v_z 垂直射入磁场中($v_z \perp B$),受洛仑兹力的作用,在磁场区域内作匀速圆周运动,轨道半径为 R。电子离开磁场区域后,将作匀速直线运动,该直线偏离 z 方向 φ 角,若偏转角 φ 不很大,则

$$D = \frac{lLeB}{mv_z} \tag{1-3}$$

$$或 \quad D = lLB\sqrt{\frac{e}{2mU_2}} \tag{1-4}$$

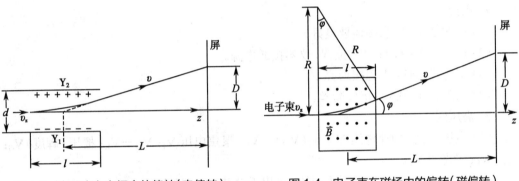

图 1-3　电子束在电场中的偏转(电偏转)　　　图 1-4　电子束在磁场中的偏转(磁偏转)

式(1-3)中 D 为磁偏转位移,由此可见,D 的大小与磁感应强度 B 有关。如果在示波管的两侧分别插入两个偏转线圈,当电流通过线圈时,将在管径内部产生横向磁场。所以,通过改变线圈中电流的大小,就可以改变磁感应强度,从而改变电子束在磁场中的偏转位移。

5. 电子束在纵向磁场中的聚焦(磁聚焦) 设电子以一定速度 v 射入磁感应强度为 B 的均匀磁场中,且 v 与 B 成任意夹角 θ,如图1-5所示,v 可分解为 $v_z=v\cos\theta$ 和 $v_r=v\sin\theta$ 两个分量,径向分量 v_r 使电子在与 B 垂直的平面内作匀速圆周运动,轴向分量 v_z 使电子沿 B 的方向作匀速直线运动,两个运动的合成使电子的轨迹成为一条螺旋线,其螺距(即电子每旋转一周前进的距离)为 $h=2\pi mv_z/eB$。

若从磁场中某点 A 发射出一束很细的电子,其速率 v 近似相等,且与 B 的夹角 θ 很小,则 $v_z=v\cos\theta\approx v$,$v_r=v\sin\theta\approx v\theta$,由于速度的径向分量不同,在磁场的作用下,电子将沿着不同的螺旋线前进。但由于它们的速度的轴向分量 v_z 近似相等,经过螺距 $h=2\pi mv_z/eB=2\pi mv/eB$ 后又重新会聚在 A′ 点,这种现象称为磁聚焦现象,如图1-6所示。实际上,只要电子在 B 方向上运动的距离 L 是螺距 h 的整数倍,都会出现纵向磁聚焦现象。因此,只要逐渐增强磁场,可以观察到电子束在纵向均匀磁场作用下周期性的聚焦与散焦现象。纵向磁场可由套在示波管上的螺线管通以直流电产生。

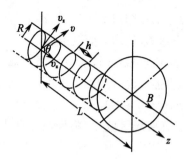

图 1-5　电子的螺旋运动

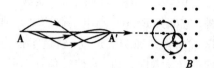

图 1-6　均匀磁场的磁聚焦

仪器介绍

一、EF-4S 型电子和场实验仪

主要包括电源区、高压区、XY 偏转区、接线区。

1. 电源区

（1）电源插座（注意接地要良好）。

（2）电源开关：拨向"开"位置，仪器接通电源。

（3）电源指示灯：电源接通亮。

（4）保险管座：0.5 安培保险丝。

2. 高压区

（1）电压定义：加速电压 V_2：$\perp(V_{A2})$—V_K；聚焦电压 V_1：V_{A1}—V_K；栅压（辉度）V_G：V_G—V_K；参考点 V_K。

（2）旋钮及接线孔：加速电压旋钮：可用于调节 V_K 对地电压（1100～1250V）。

（3）聚焦旋钮（500～850V）：可用于调节 V_{A1} 对 V_K 的电聚焦电压。

（4）栅压（辉度）：可用于调节 V_G 对 V_K 电压，控制荧光屏上光点的亮度。V_K、V_G、V_{A1}：为插线孔或测量孔。

注意：做电偏转、电聚焦、磁偏转三个实验时，V_{A1}—A_1，$\perp(V_{A2})$—A_2。

3. X、Y 偏转区　X 调零、Y 调零、V_{dx} 偏转、V_{dy} 偏转，分别调节 V_{X1}、V_{Y1}、V_{dx}、V_{dy} 四个插线孔对地电压。调零及 X、Y 偏转接线：V_{X1}—X_1，V_{dX}—X_2，V_{Y1}—Y_1，$V_{d.y}$—Y_2。

注意：光点调零时，V_{X1}—X_1，V_{Y1}—Y_1 必须连接。

4. 接线区　连线 1、连线 2、连线 3、连线 4、连线 5 为连接线钮，X、Y 为接线钮。

二、TH-EB 型电子束实验仪

如图 1-7 所示，该实验仪由示波管组件和电源控制箱组成。示波管组件由示波管、磁偏转线圈（亥姆赫兹线圈）、磁聚焦螺线管线圈等组成，并由有机玻璃封装而成，学生可清晰地定性地了解各个部分的结构组成，而无高压触电的危险。电源控制箱提供示波管灯丝所需的 6.3V 电源，加速阳极电压（带 3 位半数字显示），聚焦阳极电压、栅极负压和螺线管励磁电流等，实验阳极电压带有低压补偿电路，即使在市电电压较低的情况下仍然可以正常使用。

1. 示波管采用 8SJ-31J，各部件的作用如下。

（1）灯丝 F：加热阴极，加 6.3V 电压。

（2）阴极 K：圆筒外涂有稀土金属，被加热后能向外发射自由电子，也称发射极。栅极 G：施加适当电压（通常加负压）可控制电子束电流强度，也称控制栅，栅负压通常在 $-45\sim-35V$ 之间。

（3）第二阳极 A_2：圆筒结构，施加的电压形成一纵向高压电场，使加速电子向荧光屏运动，也称加速极，加速电压通常为 1000V 以上。

（4）第一阳极 A_1：为一圆盘结构，介于第二阳极的圆筒和圆盘之间，其作用相当于电子透镜，施加适当电压能使电子束恰好在荧光屏上聚焦，因此也称聚焦极，通常加数百伏正向电压。垂直偏转极板：V_1 和 V_2 为处于示波管中一上一下的两块金属板，在极板上施加适当电压后构成垂直方向的横向电场。

（5）水平偏转极板：H_1 和 H_2 为处于示波管中一前一后的两块金属板，在极板上施加适当电压后构成水平方向的横向电场。

2．螺线管和线圈参数　螺线管线圈的直径为 0.29mm = 2.9×10^{-4}m，层数为 3 层，螺线直径 D 为 82.5mm = 8.25×10^{-2}m，螺线管长度 $L=246$mm = 2.46×10^{-1}m，螺线管单位长度的线圈匝数 $n_0=1.04\times10^4$，示波管第二阳极（第二阳极圆筒的中点）到荧光屏的距离典型值为 180mm = 1.8×10^{-1}m。

3．控制电源箱　仪器适用 50Hz，$\sim220V\pm10\%$ 市电供电，变压器副绕组 T_3 输出 $\sim600V$ 电压，经倍压整流滤波后，能输出 $\geqslant1400V$ 的直流电源，经分压后提供给示波器的各电极所需电压。

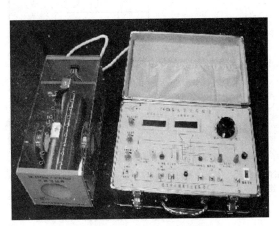

图 1-7　TH-EB 型电子束实验仪

内容与步骤

一、实验方法 1　EF-4S 型电子和场实验仪

1．观察纵向电聚焦

（1）实验仪中示波管灯丝电压、栅极电压已接好。如图 1-8 所示，把连线 1、2、3、4、5 接好。

（2）闭合灯丝开关，令"加速电压"旋钮处于低端，"栅极电压"和"聚焦电压"旋钮处于适中位置，然后接通电源。

（3）聚焦选择开关置于"点聚焦"位置，调节"聚焦电压"、"栅极电压"旋钮，使屏上光点最细，亮度适中。

（4）用万用表 2500V 挡测加速电压 U_2，1000V 挡测聚焦电压 U_1，50V 挡测栅压。

（5）改变加速电压 U_2，调聚焦电压 U_1 和栅压 U_G，使荧光屏上光点达最佳聚焦，调节过程与步骤（3）相同，测量 U_1、U_2、U_G 值（至少测 3 组）。分析测量结果，你可得到什么结论？

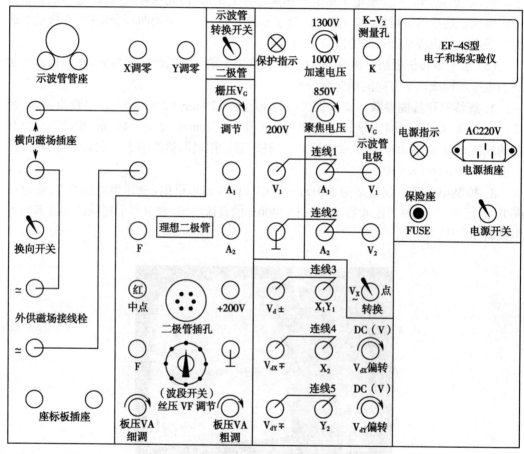

图 1-8　EF-4S 型电子和场实验仪面板图

2．测量电偏转位移

（1）将加速电压调至 1000V。

（2）光点调零：用数字万用表直流 200V 挡"−"接 Y_1、"+"接 Y_2（如测 x 偏转则将 Y_1、Y_2 换成 X_1、X_2），测偏转电压 U_d。调 U_{dy}（或 U_{dx}）使 $U_d=0$，这时光点应在 y（或 x）轴的中心（或一侧），若不在，调"y 调零"（或"x 调零"）旋钮，使光点处在中心（或一侧）。

（3）调节偏转电压 U_d，使光点在刻度板上每次移动两小格，测出 U_d 及对应的偏转位移 D（共测 10 组）。

（4）以 U_d 为横轴，D 为纵轴，分别作 D-U_{dx}，D-U_{dy} 关系直线，求出两条直线的斜率，即得 x 轴和 y 轴的电偏转灵敏度。

（5）将加速电压调至1200V，重新聚焦，但栅压不变，重复上述实验。你能否估计这时的 D-U_d 关系直线与上次有何不同？为什么？

3．测量磁偏转位移

（1）示波管各电极的连接同上，两只偏转线圈分别插入示波管两侧，直流稳压电源（带毫安表）接到实验仪"外供磁场电源"处。

（2）调直流稳压电源使线圈中的电流 $I = 0$，此时光点应位于荧光屏的中心，若光点不在中心，可调整"y调零"（或"x调零"）旋钮。

（3）将加速电压 U_2 调至1000V，改变电流 I 的大小，与测量电偏转相同测得相应的偏转位移 D（调节换向开关，可使光点反方向位移，共测10组）。

（4）以 I 为横轴，D 为纵轴，作 D-I 关系直线，求其斜率。斜率即为磁偏转系统的灵敏度。

（5）通过换向开关换向，观察偏转变化。

（6）将加速电压调至1200V，重复上述实验。

4．观察纵向磁聚焦

（1）将螺旋管线圈套在示波管上，线圈两端接"外供磁场电源"。

（2）用胶带将透明塑料膜贴在示波管荧光屏上，调节偏转电压，使光点偏离中心。

（3）调节直流稳压电源，在塑料膜上描下不同电流时屏上光点的轨迹。

二、实验方法2　TH-EB型电子束实验仪

如图1-7所示为TH-EB型电子束实验仪。

1．电子束的电偏转与磁偏转的测量

（1）准备工作

1）将实验箱面板上的"电聚焦/磁聚焦"选择开关置于"电聚焦"上。

2）将与第一阳极对应的钮子开关置于上方，其余的钮子开关均置于下方。

3）将实验仪后面的励磁电流开关置于"关"。

4）将"磁聚焦调节"旋钮旋至最小位置。

5）开启电源开关，调节"阳极电压调节"，使"阳极电压"显示为800V，适当调节"辉度调节"，此时示波器上出现光斑，使光斑亮度适中，然后调节"电聚焦调节"，使光斑聚焦成一小圆点。

（2）电偏转灵敏度的测定

1）将"阳极电压"调至800V，水平偏转极板 H_1、H_2 对应的钮子开关均置于上方，在 H_1 和 H_2 之间接通直流偏转电压，H_1 接正极，H_2 接负极，由小到大调节直流电输出，应能看到光点向右偏转，分别记录光点每移动两个小格时的偏转电压，然后改变偏转电压的极性，重复上述步骤，列表记录数据。

2）将 H_1、H_2 对应的钮子开关均置于下方，V_1、V_2 对应的钮子开关均置于上方，在垂直偏转极板 V_1 和 V_2 之间接通直流偏转电压，按1）的方法测得垂直偏转数据。

3）将"阳极电压"分别调至1000V、1200V，按实验步骤（1）将光斑重新聚焦（不改变辉度）后，按实验步骤（2）中1）、2）的方法重复以上测量，列表记录数据。

4）计算不同阳极电压下的水平电偏转灵敏度和垂直电偏转灵敏度。

（3）磁偏转灵敏度的测定

1）准备工作与"电偏转灵敏度的测定"完全相同，用数字万用表测量线圈的电阻值，

并记录。

2）将"阳极电压"调至 800V，接通亥姆霍兹线圈（磁偏转线圈）的励磁电压，分别记录光点每移动两个小格时的励磁电压值，然后改变励磁电压的极性，重复以上步骤，列表记录数据。

3）将"阳极电压"分别调至 1000V、1200V，重复实验步骤2），列表记录数据。

4）计算不同阳极电压下的磁偏转灵敏度。

（4）截止栅偏压的测定

1）准备工作与"电偏转灵敏度的测定"完全相同，将与阴极 K 和栅极 G 相对应的钮子开关均置于上方。

2）将"阳极电压"调至 800V，用数字万用表直流电压挡测量栅极与阴极之间的电压 V_{gk}（为负值），调节"辉度调节"电位器，记录荧光屏上光点刚消失时的 V_{gk} 值。

3）将"阳极电压"分别调至 1000V、1200V，重复实验步骤2），记录相应的 V_{gk} 值。

2．电子束的电聚焦与磁聚焦

（1）电聚焦特性的测定

1）将实验箱面板上的"电聚焦/磁聚焦"选择开关置于"电聚焦"，将第一阳极对应的钮子开关置于上方，其他电极（7 个）对应的钮子开关均置于下方，将实验仪后面的励磁电流开关置于"关"。

2）令"阳极电压"指示为 800V，使光斑在聚焦的状态下，用数字万用表直流电压高量程挡分别测 A_1、A_2 点和地之间的电压，记下此时的 V_{A1} 和 V_{A2} 值。

3）分别调节"阳极电压"至 1000V 和 1200V，并使光斑聚焦，分别记下同一"阳极电压"下的 A_1、A_2 值。

4）计算三个不同的"阳极电压"下的 V_{A1}/V_{A2} 值，并作示波管的电聚焦特性曲线。

5）试分析阴极射线管的电聚焦特性曲线为什么会是一条直线。

（2）磁聚焦现象的观察

1）将实验箱面板上的"电聚焦/磁聚焦"选择开关置于"磁聚焦"，将其他钮子开关均置于下方，将实验仪后面的励磁电流开关置于"开"，将示波管后面的"励磁电流切换"钮子开关打到"正向"。

2）调节"阳极电压"至 800V，"辉度调节"电位器使辉度适中，此时可观察到荧光屏上的矩形光斑。

3）缓缓调节"磁聚焦调节"旋钮，可观察到电子束在纵向磁场的作用下旋转式聚焦的现象，本实验仪可看到两次或三次聚焦。

4）将示波管后面的"励磁电流切换"钮子开关打到"反向"，改变励磁电流的方向，重复实验步骤3）。

5）分别调节"阳极电压"至 1000V 和 1200V，重复实验步骤2）、3）、4）。

注意事项

1．实验前必须仔细阅读电子束实验仪使用说明书。

2．实验电路中有高压，为确保安全，接线时应关闭电源。本仪器内示波管电路和励磁电路均存在高压，在仪器插上电源线后，切勿触及印刷板、示波器管座、励磁线圈的金属部分,以免电击危险。

3. 本仪器的电源线应插在标准的三芯电源插座上。电源的火线、零线和地线应按国家标准接在规定的位置上。

4. 将实验仪面板上 H_1、H_2 对应的钮子开关均置于上方的情况下,水平偏转板 H_2 和地 G 之间存在阳极高压,在水平偏转极板 H_1 和 H_2 之间接通 0~30V 直流偏转电压时,千万不要把两手接触到 H_2 和地 GND 之间,以免电击危险。在将实验仪面板上 V_1、V_2 对应的钮子开关均置于上方的情况下,水平偏转板 V_1 和地 G 之间存在阳极高压,在水平偏转极板 V_1 和 V_2 之间接通 0~30V 直流偏转电压时,千万不要把两手接触到 V_1 和地 GND 之间,以免电击危险。

5. 避免长时间施加励磁电流,当励磁电流较大时,及时记录聚焦电流值,以免励磁线圈过热而烧坏。

6. 示波管辉度调节适中,以免影响荧光屏的使用寿命。不得让栅极处于零偏压状态,否则光点过亮,荧光屏因局部过热而损坏。

思考题

1. 电聚焦和磁聚焦的条件分别是什么?
2. 如果在偏转板上施加交流电压,会出现什么现象?
3. 除偏转磁场外,如果在其中一对偏转板上再加电压,那么两种偏转将会相互抵消,为此应该选用哪一对偏转板?极性如何?假如已满足净偏转为零的条件,然后增大加速电压,将出现什么现象?

（石继飞）

实验二 周期电信号的分解与合成

目的

1. 了解常用周期信号的傅里叶级数表示方法。
2. 了解信号频谱的含义，掌握用带通滤波器选频电路对周期电信号进行傅里叶分解与合成的原理。
3. 掌握用谐波电源获取一个非正弦周期信号的方法。

器材

周期电信号波形傅里叶分析仪、双踪示波器。

原理

任何电信号都是由各种不同频率、幅值和初相的正弦波叠加而成的。一个非正弦周期函数可以用一系列频率成整数倍的正弦函数来表示，其中与非正弦具有相同频率的成分称为基频或一次谐波，其他成分则根据其频率为基频频率的 2、3、4、…n 等倍数分别称二次、三次、四次、…n 次谐波，其幅度将随谐波次数的增加而减少，直至无穷小。由波的合成与分解可知，不同频率的谐波可以合成一个非正弦周期波，反过来，一个非正弦周期波也可以分解为无限个不同频率的谐波成分。

1. 周期信号傅里叶分析的数学基础 任意一个满足狄里希利条件的周期为 T 的函数 $f(t)$ 都可以表示为傅里叶级数

$$f(t) = \frac{1}{2}a_0 + \sum_{n=1}^{\infty}(a_n \cos n\omega_1 t + b_n \sin n\omega_1 t)$$

$$a_0 = \frac{1}{T_1}\int_{T_1} f(t)\,\mathrm{d}t$$

$$a_n = \frac{2}{T_1}\int_{T_1} f(t)\cos n\omega_1 t\,\mathrm{d}t$$

$$b_n = \frac{2}{T_1}\int_{T_1} f(t)\sin n\omega_1 t\,\mathrm{d}t$$

其中 ω_1 为角频率，称为基频，$a_0/2$ 为常数（相当于信号的直流分量），a_n 和 b_n 称为第 n 次谐波的幅值。

一个非正弦周期函数可用傅里叶级数来表示，级数各项系数之间的关系可用一个个频谱来表示，不同的非正弦周期函数具有不同的频谱图。各种周期性非简谐交变信号的傅里叶级数表达式如下，其波形如图 2-1 所示，方波频谱图如图 2-2 所示。

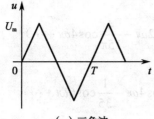

（a）三角波

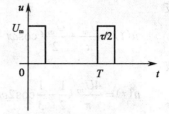
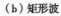

（b）矩形波

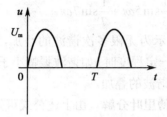

（c）半波

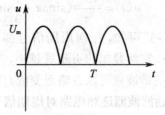

（d）全波

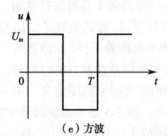

（e）方波

图2-1　各种非正弦周期信号的波形

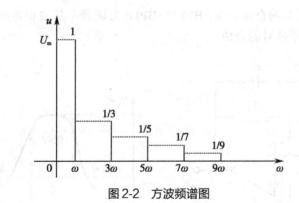

图2-2　方波频谱图

（1）三角波

$$u(t) = \frac{8U_m}{\pi^2}(\sin\omega t - \frac{1}{9}\sin 3\omega t + \frac{1}{25}\sin 5\omega t - \cdots)$$

（2）矩形波

$$u(t) = \frac{\tau U_m}{T} + \frac{2U_m}{\pi}(\sin\frac{\tau\pi}{T}\cos\omega t + \frac{1}{2}\sin\frac{2\tau\pi}{T}\cos 2\omega t + \frac{1}{3}\sin\frac{3\tau\pi}{T}\cos 3\omega t + \cdots)$$

（3）半波

$$u(t) = \frac{U_m}{\pi} + \frac{U_m}{2}(\cos\omega t - \frac{4}{3\pi}\cos 2\omega t - \frac{4}{15\pi}\cos 4\omega t + \cdots)$$

（4）全波

$$u(t) = \frac{4U_m}{\pi}(\frac{1}{2} - \frac{1}{3}\cos 2\omega t - \frac{1}{15}\cos 4\omega t - \frac{1}{35}\cos 6\omega t + \cdots)$$

（5）方波

$$u(t) = \frac{4U_m}{\pi}(\sin\omega t + \frac{1}{3}\sin 3\omega t + \frac{1}{5}\sin 5\omega t + \frac{1}{7}\sin 7\omega t + \cdots)$$

由以上各式可知，任何周期信号都可以表示为无限多次谐波的叠加，谐波次数越高，振幅越小，它对叠加的贡献就越小，当小至一定程度时（如谐波振幅小于基波振幅的5%），则高次的谐波就可以忽略而变成有限次数谐波的叠加。

2．用带通滤波器选频电路对周期信号进行傅里叶分解　由上述公式可知，方波和三角波都只包含奇次谐波（$n = 1, 3, 5, \cdots$）成分，因此可用相同的选频电路来对具有相同周期的这两种波进行谐波分解。滤波器就是对输入信号的频率具有选择性的一个二端口网络，它允许某些频率（通常是某个频带范围）的信号通过，而其他频率的信号受到衰减或抑制。根据幅频特性所表示的通过或阻止信号频率范围的不同，滤波器可分为低通滤波器（LPF）、高通滤波器（HPF）、带通滤波器（BPF）和带阻滤波器（BEF）四种。把能够通过的信号频率范围定义为通带，把阻止通过或衰减的信号频率范围定义为阻带。而通带与阻带的分界点的频率 ω_0 称为截止频率或转折频率。图2-3是带通滤波器中的一种电路，图2-4是它的幅频特性，其中 $H(jw)$ 为通带的电压放大倍数，ω_0 为中心频率，ω_L 和 ω_H 分别为低端和高端截止频率。本实验通过一组中心频率等于该信号各谐波频率的带通滤波器，获取该周期性信号在各频点信号幅度的大小，如图2-5，其中 LPF 为低通滤波器，可分解出非正弦周期函数的直流分量，BPF1～BPF6 为调谐在基波和各次谐波上的有源带通滤波器，加法器用于信号的合成。

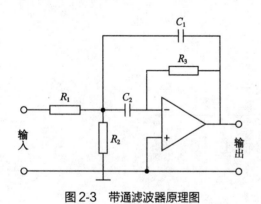

图2-3　带通滤波器原理图

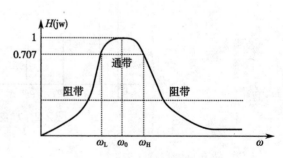

图2-4　带通滤波器的幅频特性

3．谐波的合成　同样，如果按某一特定信号在其基波及其谐波处的幅度与相位可以合成该信号。理论上需要谐波点数为无限，但由于谐波幅度随着谐波次数的增加信号幅度减少，因而只需取一定数目的谐波数即可。如要合成一个方波或三角波电信号，需要符合如下条件的一组正弦电信号：①它们的频率之比为 1∶3∶5∶…；②它们的初相位彼此相等；③各正弦信号的电压幅值之比满足要求（方波时为$1:\dfrac{1}{3}:\dfrac{1}{5}:\cdots$，三角波时为$1:\dfrac{1}{9}:\dfrac{1}{25}:\cdots$）。通过加法器把各正弦波相加，其中负的谐波项只需把相应的正弦波拨到反相即可。

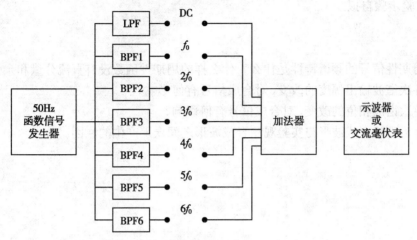

图 2-5　信号分解与合成实验装置结构框图

内容与步骤

1. 用带通滤波器选频电路对周期电信号进行傅里叶分解

（1）分别将 50Hz 单相三角波、矩形波、半波、全波、方波的输出信号接至 50Hz 电信号分解与合成模块的输入端（见图 2-5），同时接双踪示波器观察输入波形。

（2）将各带通滤波器的输出（注意各种不同信号所包含的频谱）分别接至示波器，观测各次谐波的频率和幅值，列表记录频率和幅值并画出波形图。

（3）将方波分解所得的基波和小于五次的谐波分量分别接至加法器相应的输入端，观测加法器的输出波形，并记录之。

2. 方波的合成

（1）选择实验仪谐波电源部分，基波的频率固定为 50Hz，二次、三次、四次、五次谐波电源的频率分别固定为：100Hz、150Hz、200Hz、250Hz，幅度可调。二～五次谐波电源可取反相输出。

（2）调节谐波幅度，把谐波选择开关分别拨到 f_1、f_2、$\cdots$ 挡，观察谐波电压数码显示表，使 50Hz、150Hz、250Hz 的正弦信号的输出幅度比满足 $1:\dfrac{1}{3}:\dfrac{1}{5}$，100Hz、200Hz 的输出调节为零，二～五次谐波电源输出与基波同相位（即相位切换开关拨在下面）。

（3）依次将各次谐波的输出接到加法器的输入端进行叠加，观察合成的波形，画出此合成的波形。

3. 三角波的合成

（1）按上述实验步骤（1）、（2）调节基波、三次谐波、五次谐波电源的输出，使其幅度之比满足$1:\dfrac{1}{9}:\dfrac{1}{25}$，并且取三次谐波反相输出（相位切换开关拨在上面）。

（2）依次将各次谐波的输出接到加法器的三个输入端进行叠加，观察合成的波形，并画出此合成的波形。

（3）根据不同的傅里叶级数表达式，调节各谐波电源和倒相开关获取所需信号波形（选做，实验步骤自拟）。

思考题

1. 周期性信号的频谱特性是什么？什么样的周期性函数没有直流分量和余弦项？
2. 各次谐波输出幅度的改变，对合成信号有何影响？
3. 各次谐波相位的改变，对合成信号有何影响？
4. 分析理论合成波形与实验观测合成波形之间误差产生的原因。

（仇　惠）

实验三　光电效应及普朗克常数测定

目的

1. 加深对光电效应和光的量子性的理解。
2. 学习验证爱因斯坦光电效应方程的实验方法，并测定普朗克常数。

器材

普朗克常数测定仪（套）。

原理

一、光电效应与爱因斯坦方程

以合适频率的光照射在金属表面上，有电子从表面逸出的现象称为光电效应。观察光电效应的实验如图 3-1 所示。GD 为光电管，K 为光电管阴极，A 为光电管阳极，G 为微电流计，V 为数字电压表，R 为滑线变阻器。调节 R 可使 A、K 之间获得从 $-U$ 到 0 到 $+U$ 连续变化的电压。当光照射光电管阴极时，阴极释放出的光电子在电场的作用下向阳极迁移，并且在回路中形成光电流。光电效应有如图 3-2 所示的实验规律：

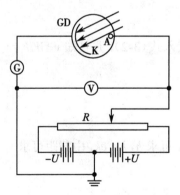

图 3-1　光电效应实验示意图

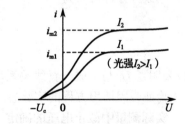

图 3-2　光电管伏安特性

1. 光强一定时，随着光电管两端电压增大，光电流趋于一个饱和值 i_m，对不同的光强，饱和电流 i_m 与光强 I 成正比。

2. 当光电管两端加反向电压时，光电流迅速减小，但不立即降到零，直至反向电压达到 U_c 时，光电流为零，U_c 称为截止电压。这表明此时具有最大动能的光电子被反向电场所阻挡，则有

$$\frac{1}{2}mv_{max}^2 = eU_c \tag{3-1}$$

15

实验表明光电子的最大动能与入射光强度无关，只与入射光频率有关。

3. 改变入射光频率 ν 时截止电压 U_c 随之改变，U_c 与 ν 成线性关系，如图 3-3 所示。实验表明，无论光多么强，只有当入射光频率 ν 大于 ν_c 时才能发生光电效应，ν_c 称截止频率。对于不同金属的阴极，ν_c 的值也不同，但这些直线的斜率都相同。

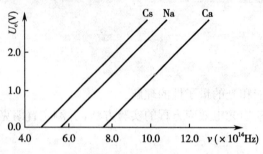

图 3-3　截止电压 U_c 与入射光频率 ν 关系曲线

4. 照射到光电阴极上的光无论怎么弱，几乎在开始照射的同时就有光电子产生，延迟时间最多不超过 10^{-9} 秒。

上述光电效应的实验规律是光的波动理论所不能解释的。爱因斯坦光量子假说成功地解释了这些实验规律。它假设光束是能量为 $h\nu$ 的粒子（称之为光子）组成的，其中 h 为普朗克常数，当光束照射金属时，以光粒子的形式射在表面上，金属中的电子要么不吸收能量，要么就吸收一个光子的全部能量 $h\nu$。只有当这能量大于电子摆脱金属表面约束所需要的逸出功 W 时，电子才可能吸收光子的全部能量并会以一定的初动能逸出金属表面。根据能量守恒定律有

$$h\nu = \frac{1}{2}mv_{max}^2 + W \tag{3-2}$$

式（3-2）称为爱因斯坦光电效应方程。将式（3-1）代入式（3-2），并且知 $\nu \geqslant W/h = \nu_c$，则爱因斯坦光电效应方程可写为

$$h\nu = eU_c + h\nu_c$$

$$U_c = \frac{h}{e}(\nu - \nu_c) \tag{3-3}$$

式（3-3）表明了 U_c 与 ν 成一直线关系，由直线斜率 k 可求 h，$h = ek$，由截距可求 ν_c。这正是密立根验证爱因斯坦方程的实验思想。

二、实际测量中截止电压的确定

实际测量的光电管伏安特性如图 3-4 所示，它要比图 3-2 复杂。这是由于：

1. 存在暗电流和本底电流　在完全没有光照射光电管的情况下，由于阴极本身的热电子发射等原因所产生的电流称暗电流。本底电流则是由于外界各种漫反射光入射到光电管上所致。这两种电流属于实验中的系统误差，实验时须将它们测出，并在作图时消去其影响。

2. 存在反向电流　在制造光电管的过程中，阳极不可避免地被阴极材料所沾染，而且这种沾染在光电管使用过程中会日趋严重。在光的照射下，被沾染的阳极也会发射电子，形成阳极电流即反向电流。因此，实测电流是阴极电流与阳极电流的叠加结果。这

就给确定截止电压 U_c 带来一定麻烦。若用交点 U_c' 来替代 U_c，有误差；若用图 3-4 中反向电流刚开始饱和时拐点 U_c'' 替代 U_c，也有误差。究竟用哪种方法，应根据不同的光电管而定。本实验中所用的光电管正向电流上升很快，反向电流很小，U_c' 比 U_c'' 更接近 U_c，故本实验中可用交点来确定截止电压 U_c。

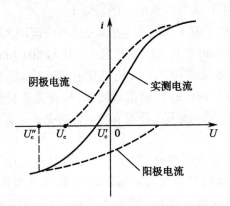

图 3-4　实际测量的光电管的 i-U 曲线

仪器介绍

　　仪器主要由光源（低压汞灯、光阑、限流器）、接收暗箱（干涉滤光片、成像物镜、光电管等）以及微电流放大器（机内装有供光电管用精密直流稳压电源）组成。光源与接收暗箱安装在带有刻度尺的导轨上，可以根据实验需要调节二者之间的距离，其结构原理如图 3-5 所示：

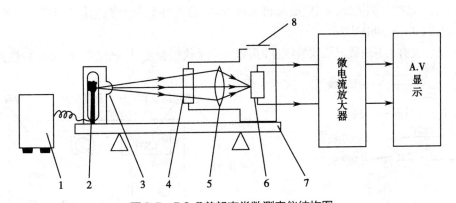

图 3-5　PC-Ⅱ普朗克常数测定仪结构图

　　1. 汞灯限流器；2. 汞灯及灯罩；3. 光阑；4. 干涉滤光片；5. 成像物镜；6. 光电管；
　　7. 带刻度导轨；8. 观察口

　　1. 光源　采用 GP-20Hg 低压汞灯，光谱范围 320.3～872.0nm，可用谱线 365.0nm、404.7nm、435.8nm、491.6nm、546.1nm、577.0nm、579.0nm。汞灯安装在灯座上并用灯罩遮住。

　　2. 干涉滤光片　主要指标是半宽度和透射率，透过某种谱线的干涉滤光片不应允许其附近的谱线透过。本仪器选用 GP-20Hg 低压汞灯发出的可见光中强度较大的四种谱线，所以仪器配以四种干涉滤光片，透过谱线分别为 404.7nm、435.8nm、546.1nm、577.0nm。干涉滤光片全口径 $\phi40mm$，装在圆形镜框中，有效通光口径为 $\phi37mm$。使用时将它插入接收暗箱的进光口径内以得到所需要的单色光。

3．物镜 采用专门为此测试仪设计的镜头，旋转接收暗箱前的进光筒。可调节物镜与光电管之间的距离，使汞灯成像在光电管阴极面上。

4．光电管 采用 1997 型测 h 专用光电管，光谱响应范围 320.0～670.0nm；最佳灵敏波长（350.0±20.0）nm；577.0nm 单色光照射时截止电压与 404.7nm 单色光照射时截止电压之差为 0.960～0.875V，暗电流约 10^{-12}A；反向饱和电流与正向饱和电流之比小于 0.5%。

光电管安装在接收暗箱内。打开暗箱后侧板，松开光电管座螺钉，可调节光电管的左右位置；松开光电管上下紧固螺钉，可调节光电管的上下位置，使灯丝正好落在光电管阴极面中央。

实验时打开接收暗箱顶部观察窗盖板，可观察汞灯在光电管阴极面上的成像情况。安装光电管时，同时打开暗箱侧盖板与顶部观察窗盖，光电管阳极与管座内伸出的两根线（端头已焊在一起）同时焊接后将光电管插入管座，将带有鳄鱼夹的接线夹住光电管顶部的阴极出线。光电管安装好后应按上面介绍的方法调节其高低位置，左右位置一般在出厂时已调好（图3-6）。

5．数字式微电流放大器（包括 −2～+2V 光电管工作电源） 这是一种数字显示式微电流测试仪器，如图 3-7 所示。电流测量范围 $10^{-8}～10^{-13}$A，分六挡十进变位。开机 60 分钟后 8 小时内测量挡零点漂移不大于±2%。电压量程为 −2～+2V 及 −200～+200V 两挡；数显三位半 LED 数字电表，利用功能选择键分别显示电压值和电流值；光电管工作电源 −2～+2V，机内供给，精密可调，稳定度小于 0.1%。如将外接电缆插入面板"外接电压"插孔，这时机内 −2～+2V 电源自动断开，外接电压直接加在电压调节器上，机外输入电压范围 0～+200V。

机箱后设有 X-Y 函数记录仪接线柱，可以与记录仪配合使用，画出光电管 i-U 特性曲线。

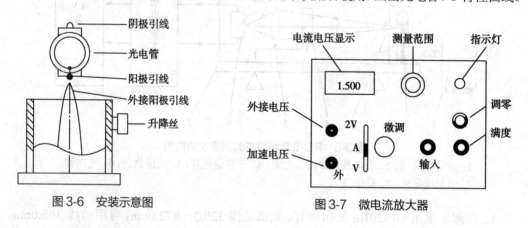

图 3-6 安装示意图　　　　　图 3-7 微电流放大器

内容与步骤

一、准备

1. 用专用电缆将微电流仪输入端与接收暗箱输出端接口连接起来，将接收暗箱加速电压输入端插座与放大器电压输出端插座连接起来,将汞灯座下侧电线与限流器连接好,将微电流仪与汞灯限流器接上电源,打开微电流仪的电源开关及汞灯限流器开关,充分预热(一般为20分钟左右)。

2. 将测量范围旋钮调到"短路",除去遮光罩,打开观察窗盖,调整光源及物镜位置,使汞灯清晰地成像在光电管阳极圈中央部位。调整好后将遮光罩盖好。

3. 将功能键拨至"A";旋转"调零"旋钮使放大器短路电流为"00.0"。将"测量范围"旋钮转至"满度",旋转"满度"旋钮使电流值为"100.0"。然后将"测量范围"旋钮再转至"短路",用调零电位器调整为"00.0"。

二、测量光电管的 i-U 特性曲线、测定截止电压

1. 除去遮光罩,装上波长为 404.7nm 的滤光片,将电表功能键拨至"2V",转动电压调节旋钮,使电表显示 −2V。将电表功能键拨至"A",转动"测量范围"旋钮至 10^{-12} 挡,这时数字表显示的数值即为该电压下的电流值。

2. 按上述方法从 −2V 至 0V 到 2V 之间选出若干个点,测得相对应的电流值,将数值分别填入表3-1。纵坐标以每厘米表示 10^{-12}A,横坐标以每厘米表示 0.1V,在方格纸上作出 i-U 特性曲线。

3. 由于本仪器所用光电管的暗电流、反向电流很小,一般使用时可近似地将 i-U 特性曲线负值段忽略,因此在测试 U_c 时只要将电表功能键拨至"A",测量范围旋钮拨至"10^{-12}"挡,缓慢调节加速电压,使光电流显示为"00.0"。然后将功能键拨至"2V",这时显示的电压值即为此单色波长的截止电压 U_c。将数据填入表3-2中。

4. 按上述方法依次换上 435.8nm、546.1nm 和 577.0nm 滤色片,分别测得各单色光的 i-U 特性曲线和 U_c 值。将数据填入表3-1、3-2中。

表3-1 四种波长下光电管的 i-U 值

404.7nm	U(V)						
	i($\times 10^{-12}$A)						
435.8nm	U(V)						
	i($\times 10^{-12}$A)						
546.1nm	U(V)						
	i($\times 10^{-12}$A)						
577.0nm	U(V)						
	i($\times 10^{-12}$A)						

表3-2 四种波长下光电管的 U_c 值

λ(nm)	404.7	435.8	546.1	577.0
ν($\times 10^{14}$Hz)				
U_c(V)				

三、求普朗克常数和实验误差

1. **作 U_c-ν 的实验曲线** 在方格纸上以纵坐标表示 U_c,每厘米代表 0.1V。以横坐标代表频率,每厘米代表 10^{14}Hz,作出 U_c-ν 的实验曲线,它是一条直线。

2. 求普朗克常数和实验误差 在上述直线上取 ΔU_c 和相应的 Δv 值，求出直线的斜率 $k = \dfrac{\Delta U_c}{\Delta v}$，由 $h = ek$ 即可求出 h 值。算出实验值与公认值（$6.626 \times 10^{-34}\text{J}\cdot\text{s}$）之间的百分偏差。

注意事项

1. 实验不必在暗室进行。但为了提高测试精度，应尽量减少光照，特别不应使光线直射光电管。如果测试环境湿度较大而影响测试精度，可预先将光电管进行干燥处理。实验过程中应保持光源和光电管间的距离不变。

2. 为延长光电管使用寿命，光孔应注意随时用遮光罩盖住，并注意防潮。

3. 滤色片是较贵重的精密器件，切勿用手或非镜头纸触摸、揩擦玻片和污染玻片。注意玻片不能松动，务必平整放在窗口上。

4. 本仪器应注意防震、放尘、防潮。汞灯及光电管外壳和聚光镜如沾染尘埃应及时用药棉蘸酒精、乙醚混合液轻擦干净。仪器应置于通风干燥处，平时应加防尘罩。

思考题

1. 实验时能否将干涉滤光片插到光源的光阑口上？为什么？

2. 从截止电压 U_c 与入射光频率 v 的关系曲线，你能确定阴极材料的逸出功吗？

3. 测定普朗克常数的实验中有哪些误差来源？实验中如何减少误差？

（刘东华）

实验四　医学数字图像获取

目的

1. 了解数码相机和扫描仪的基本原理、构造及使用方法。
2. 初步掌握拍摄医学标本和室外物体的操作技术。加深理解影响 X 线胶片影像质量的因素。
3. 学会数字图像资源获取的一般方法。

器材

数码相机、扫描仪、计算机、打印机、医学标本、U 盘。

原理

教学中使用的数字图像,有两个主要获取途径:一是利用现有的数字图像,如购买数字图像库、从网络下载等;二是要自己制作数字图像,如屏幕捕捉、数码照相机拍摄、扫描仪扫描等方法。

网络上的图像资源十分丰富,我们可以通过下载的方法获取,这也是目前教学中使用的图像资源的主要来源之一。

网络下载数字图像是教学中常用的方法,可以大大提高教学课件和教学网站的制作效率。要想在网络上获得数字图像资源,首先要在网页中搜索到所需要的数字图像资源,搜索数字图像最常用的方法是在搜索引擎中使用关键词检索。另外就是屏幕图像捕获、用数码相机获取数字图像及其扫描仪扫描方法获取图像等。其中数码相机主要是光线经数码相机的镜头会聚到光电传感器上成像,光电传感器现有电荷耦合元件和金属氧化物半导体元件两大类。电荷耦合器件英文全称为 charge-coupled device,简称 CCD。互补型金属氧化物器件英文全称为 complementary metal-oxide semiconductor,简称 CMOS。CCD 和 CMOS 两大类型,其作用相当于传统光学相机的胶卷。光电传感器将图像转换成模拟电信号,传送到相机的图像处理系统,该系统实际上是由微型中央处理器(即 CPU)及其处理电路和图像处理软件组成。扫描仪是图像信号输入设备。它对原稿进行光学扫描,然后将光学图像传送到光电转换器中变为模拟电信号,又将模拟电信号变换成为数字电信号,最后通过计算机接口送至计算机中。

扫描仪扫描图像首先将欲扫描的原稿正面朝下铺在扫描仪的玻璃板上,原稿可以是文字稿件或者图纸照片;然后启动扫描仪驱动程序后,安装在扫描仪内部的可移动光源开始扫描原稿。为了均匀照亮稿件,扫描仪光源为长条形,并沿 y 方向扫过整个原稿;照射到原稿上的光线经反射后穿过一个很窄的缝隙,形成沿 x 方向的光带,又经过一组反光镜,由光学透镜聚焦并进入分光镜,经过棱镜和红绿蓝三色滤色镜得到的 RGB 三条彩色光带分别照到各自的 CCD 上,CCD 将 RGB 光带转变为模拟电子信号,此信号又被 A/D 变换器转变为数字电子信号。至此,反映原稿图像的光信号转变为计算机能够接收的二进制数字电子信号,最后通过串行或者并行等接口送至计算机。扫描仪每扫一行就得到原稿 x 方向一行的图像信息,随着沿 y 方向的移动,在计算机内部逐步形成原稿的全图。

仪器介绍

本实验仪器主要介绍数码照相机(digital camera)和扫描仪。

数码照相机简称数码相机,是一种能够进行拍摄,并通过内部数字图像处理电路把拍摄到的景物转换为数字图像格式存放的照相机。数码相机可以与计算机、电视机或者打印机直接相连,对拍摄的数字图像进行即时处理或输出。这种方法方便、快捷、操作简单,因此它是多媒体课件制作中图像素材获取的重要途径。扫描仪是一种高精度的光电一体化的高科技产品,它利用光电技术和数字处理技术将各种形式的图像信息输入计算机的重要工具,也是主要的数字图像来源之一。

一、数码相机简介

1. 数码相机的工作原理　如图 4-1 所示,光线经数码相机的镜头会聚到光电传感器上成像,光电传感器现有 CCD 和 CMOS 两大类型,其作用相当于传统光学相机的胶卷。光电传感器将图像转换成模拟电信号,传送到相机的图像处理系统,该系统实际上是由微型中央处理器(即 CPU)及其处理电路和图像处理软件组成。图像处理系统将模拟电信号转换为数字信号。接下来 MPU 对数字信号进行压缩并转化为特定的图像格式,例如 JPEG 格式。经过压缩的图像储存到相机的储存器上。

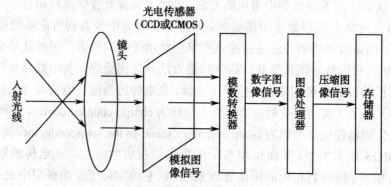

图 4-1　数码相机工作原理

2. 数码相机的主要组件　是镜头、图像传感器、LCD 屏和数码储存器。

(1) 镜头:相比起传统机,数码相机的镜头很小,制造得非常地精细。

(2) 图像传感器(即光电传感器):是组成数字照相机的重要组成部分。根据元件的不同,可分为电荷耦合元件和金属氧化物半导体元件两大类。

(3) LCD 显示屏:绝大多数数码相机都有一个 LCD(彩色液晶显示)屏。它就像一台微型的计算机监视器，能显示相机中存储的图像。LCD 也用来显示菜单，使用户可以修改照相机的设置，并从相机的存储器中删除不想要的图像。

（4）数据储存器：通常的储存器有 CF 卡、MMS、XD、SD 和 SONY 标准的 Memory Stick 等。

3．数码相机的主要技术参数

（1）白平衡：由于不同的光照条件的光谱特性不同，拍出的照片常常会偏色，例如，在日光灯下会偏蓝、在白炽灯下会偏黄等。为了消除或减轻这种色偏，数码相机和摄像机可根据不同的光线条件调节色彩设置，以使照片颜色尽量不失真，使颜色还原正常。因为这种调节常常以白色为基准，故称白平衡。

（2）AE（auto expose，自动曝光）：就是相机根据光线条件自动确定曝光量。从根本测光原理上分可分两种：入射式和反射式。入射式就是测量照射到相机上的光线的亮度来确定曝光组合，这是一种简单粗略的控制，多用于低档相机。反射式是测量被摄体的实际亮度，也就是成像的亮度来确定曝光组合，这是比较理想的一种方式。

（3）AF（auto focus，自动对焦）：有几种方式，根据控制原理分为主动式和被动式两种。主动式自动对焦通过相机发射一种射线（一般是红外线），根据反射回来的射线信号确定被摄体的距离，再自动调节镜头，实现自动对焦，这种方式精确度有限，且容易产生误对焦 。被动式对焦是分析物体的成像判断是否已经聚焦，比较精确，但技术复杂，成本高，并且在低照度条件下难以准确聚焦，多用于高档专业相机。一些高智能相机还可以锁定运动的被摄物体甚至眼控对焦。

（4）焦距：焦距主要反映了镜头视角的大小。相机的镜头是一组透镜，焦距固定的镜头，称为定焦镜头；焦距可以调节变化的镜头，称为变焦镜头。光学变焦镜头有助于方便地改变焦距，放大突出所需的图像细节，并略去不需要的背景。数码相机依靠光学镜头结构来实现变焦。是通过镜片移动来放大与缩小需要拍摄的景物，光学变焦倍数越大，能拍摄的景物就越远。

显而易见，要改变视角必然有两种办法，一种是改变镜头的焦距，这就是光学变焦，它是通过改变变焦镜头中的各镜片的相对位置来改变镜头的焦距。另一种就是改变成像面的大小，即成像面的对角线长短在目前的数码摄影中，这就称为数码变焦。实际上数码变焦并没有改变镜头的焦距，只是通过改变成像面对角线的角度来改变视角，从而产生了"相当于"镜头焦距变化的效果。我们看到，一些镜头越长的数码相机，内部的镜片和感光器移动空间更大，所以变焦倍数也更大。

（5）景深：在进行拍摄时，调节相机镜头，使距相机一定距离的景物清晰成像的过程，称为对焦；那个景物所在的点，称为对焦点，因为"清晰"并不是一种绝对的概念，所以，对焦点前（靠近相机）、后一定距离内的景物的成像都可以是清晰的，这个前后范围的总和，称为景深，意思是只要在这个范围之内的景物，都能清楚地拍摄到。景深的大小，首先与镜头焦距有关，焦距长的镜头，景深小，焦距短的镜头景深大。其次，景深与光圈有关，光圈越小（数值越大，例如 f16 的光圈比 f11 的光圈小），景深就越大，光圈越大（数值越小，例如 f2.8 的光圈大于 f5.6），景深就越小。其次，前景深小于后景深，也就是说，精确对焦之后，对焦点前面只有很短一段距离内的景物能清晰成像，而对焦点后面很长一段距离内的景物，都是清晰的。

（6）像素：影响数码相机成像质量的因素与镜头质量、像素数、拍摄技巧以及软件有关，数码图片的储存方式一般以像素（pixel）为单位，像素是构成图像的基本单位，像素就是在一个图片中所包含的有效色点的个数，元件像素分为最大像素数和有效像素数。最大像素数是经过插值运算后获得的。插值运算通过设在数码相机内部的 DSP 芯片，在需要放大图像时用最临近法插值、线性插值等运算方法，在图像内添加图像放大后所需要增加的像素。插值运算后获得的图像质量不能够与真正感光成像的图像相比。有效像素数是指真正参与感光成像的像素值。最高像素的数值是感光器件的真实像素，这个数据通常包含了感光器件的非成像部分，而有效像素数是在镜头变焦倍率下所换算出来的值。有效像素的数值是决定图片质量的关键。

（7）分辨率：是用于度量位图图像内数据量多少的一个参数。通常表示成 ppi（每英寸像素 pixel per inch）和 dpi（每英寸点）。包含的数据越多，图形文件的长度就越大，也能表现更丰富的细节。通常，"分辨率"被表示成每一个方向上的像素数量，比如 640×480 等。而在某些情况下，它也可以同时表示成"每英寸像素"（ppi）以及图形的长度和宽度。比如 72ppi，和 8×6 英寸。

数码相机能够拍摄最大图片的面积，就是这台数码相机的最高分辨率。在技术上说，数码相机能产生在每寸图像内点数越多的图片，分辨率越大，图片的面积就越大。

二、数码相机使用方法

这里以 CX7220 数码相机为例，介绍其使用方法。CX7220 数码相机为 200 万像素，三倍光学变焦，其外形如图 4-2 和图 4-3 所示。

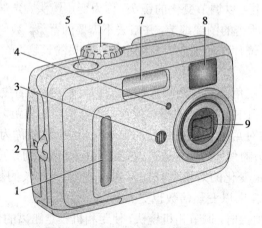

图 4-2　CX7220 数码相机前视图

1. 防滑条；2. 腕带孔；3. 麦克风；4. 自拍定时器；5. 快门按钮；6. 模式拨盘；
7. 闪光装置；8. 取景器镜头；9. 镜头

CX7220 数码相机使用方法如下：

（1）首先将模式拨盘从 OFF（关闭）旋转至任何其他位置，如图 4-4 所示。此时相机屏幕会显示模式说明，要中断说明，请按任意按钮。当改变模式时，就绪指示灯呈绿色闪烁，表示相机在自检，自检完毕点亮绿色。模式拨盘各位置所对应的拍摄模式如表 4-1 所示。

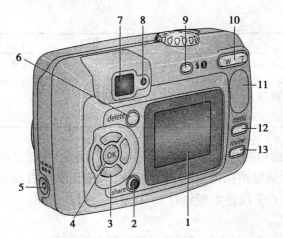

图 4-3　CX7220 数码相机后视图

1. 相机屏幕(LCD：液晶显示屏)；2. Share(分享)按钮；3. 控制器按钮(4 向)；
4. OK(确定)按钮；5. 直流输入(3 伏)；6. Delete(删除)按钮；7. 取景器；
8. 就绪指示灯；9. 闪光灯 / 状态按钮；10. 变焦按钮(广角远摄)；11. 防滑条；
12. Menu(菜单)按钮；13. Review(查看)按钮

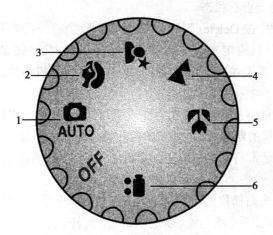

图 4-4　CX7220 模式拨盘

1. 自动；2. 纵向；3. 夜间；4. 风景；5. 特写；6. 录像

表 4-1　CX7220 拍摄模式

拍摄模式	用途
自动	用于一般拍照。自动设置曝光、焦距和闪光灯
纵向	全幅人物肖像。主体清晰，背景模糊。拍摄对象应放在 2m(6ft)外的地方，且只对头部和肩部姿势进行取景
夜间	用于拍摄夜景，或在弱光条件下拍摄。将相机放置在平坦的表面上或者使用三脚架。由于快门速度较慢，建议被拍照者在闪光灯闪光之后保持不动，停住几秒钟
风景	适用于拍摄远处的主体。除非将闪光灯打开，否则闪光灯不会闪光。在风景模式下，您无法使用自动对焦取景标记

续表

拍摄模式	用途
特写	主体可距离镜头 10～60cm（3.9～23.6in）；远摄模式下，主体可距离镜头 20～60cm（7.9～27.6in）。如有可能，请使用现场光代替闪光灯。使用相机屏幕为主体取景
录像	拍摄有声录像

（2）使用取景器或相机屏幕为主体取景。按 OK（确定）按钮即可打开相机屏幕。

注意：在使用取景器拍摄时，照片的位置可能与使用相机屏幕拍摄时的照片位置不同（尤其在特写模式下或使用变焦时）。若要获得最佳效果，请使用相机屏幕为主体取景。

（3）将快门按钮按下一半并保持不动以设置曝光和焦距。

（4）就绪指示灯变绿时，将快门按钮完全按下进行拍照。就绪指示灯呈绿色闪烁时，表明正在保存照片，此时仍然可以拍摄。如果就绪指示灯为红色，要等到就绪指示灯变成绿色才可以拍摄。

（5）按 Review（查看）按钮可查看照片或录像，此时按 ◄◄/► 可以前后翻动查看。再按一次 Review 按钮退出查看状态。

（6）在查看过程中，按 Delete（删除）按钮可以删除当前查看的图像。退出时，请突出显示"退出"，然后按 OK（确定）按钮；或者再次按 Delete（删除）按钮即可。

（7）要关闭相机，将模式拨盘旋到 OFF（关闭）位置。相机将结束正在处理的操作。

三、扫描仪简介

扫描仪（scanner）能够把相片、印刷文件或手写文件等图像，或装饰品等小对象扫描、分析并转换成数字图像的器材，通过捕获图像并将之转换成计算机可以显示、编辑、存储和输出的格式。人们通常将扫描仪用于计算机图像的输入，而图像这种信息形式是一种信息量最大的形式。

一台典型的平板式扫描仪的组成部分包括：电荷耦合器（CCD）阵列、反射镜、扫描头、玻璃板、灯、透镜、上盖、滤色镜、步进电机、平衡杆、传动带、电源、接口端口、控制电路。

扫描仪的核心部件是 CCD 阵列。CCD 是扫描仪图像抓取领域最常用的技术。CCD 是由大量微小的感光二极管组成，感光二极管能将光子（光）转换成电子（电荷）。这些二极管被称为光点。简而言之，每一个光点都对光敏感——入射到单个光点的光越亮，在这个光点积累的电荷就越多。

被扫描的文档图像经过一系列的反射镜、滤色镜和透镜到达 CCD 阵列。这些元器件的具体排列取决于扫描仪的型号，但基本原理是大致相同的。

内容与步骤

1. 拍摄医学标本照片

（1）将模式拨盘转到特写模式上。

（2）将像素调到最高，针对医学标本或手掌正面（约 10cm）使用相机屏幕为主体取景。按 OK（确定）按钮打开相机屏幕。

（3）将快门按钮按下一半并保持不动以自动设置曝光和焦距。

（4）当相机屏幕中的方框由蓝色变为红色，且就绪指示灯变绿时，保持相机平稳，将快门按钮完全按下进行拍照。改变拍照距离按上述步骤再拍一张。

2．拍摄室外人物和风景照片 将相机带到室外，将模式拨盘设置为"自动"，分别拍摄远（6m 以上）、中（2～6m）、近（2m 以下）景物或人物相片各 2 张。

3．拍摄录像 将模式拨盘设置为"录像"，使用相机屏幕为主体取景，按快门按钮然后松开。要停止录制，请再次按下快门按钮。如果影像存储器已满，录制就会停止。各人互相拍一段 5 秒左右的录像。

如不满意可选择删除照片或录像：在查看（Review）模式下显示照片 / 录像时按 Delete（删除）按钮。

4．查看刚刚拍摄的照片或录像 拍摄完照片或录像后，将相机带回实验室，将相机拍摄的照片或录像传输到计算机，也可用 U 盘（自带）拷贝，自行分析照片或录像。上交照片一张，说明拍摄情况，分析照片质量。

5．用扫描仪获取数字图像 在制作多媒体教学软件或教学网站时，如果需要的图像可以从教科书、图书杂志、挂图、照片或印刷品等传统的教学媒体资源中找到，可以用扫描仪把它们转换成数字图像。

以 5560 型彩色扫描仪（图 4-5）为例，介绍用扫描仪获取数字图像的方法。

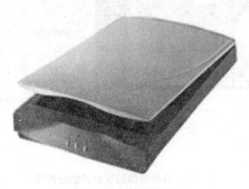

图 4-5 扫描仪外观

（1）扫描前的准备：一是使用 USB 连接线将扫描仪与计算机连接，接通电源。现在的扫描仪大部分无电源开关，不用时，它会自动恢复为省电模式；二是安装扫描仪驱动程序和扫描仪应用程序。扫描仪购置时，均配有相应的扫描仪驱动程序和扫描仪应用程序（也可直接使用图像处理软件如 Photoshop 等），由于安装操作十分简单，这里不做介绍。

本实验中的"MiraScan 6"是一个融合了驱动程序和应用程序的软件，安装后桌面显示"MiraScan 6"的图标。

（2）扫描图像

1）第 1 步：打开扫描仪的上盖，将要扫描的图像正面朝下放入扫描仪中，并将图像的位置放正，合上盖子。

2）第 2 步：单击"开始 / 程序 /Mira ScanV6"，启动扫描仪应用程序，如图 4-6 所示。

然后在"一般任务设置"选项卡中对扫描图像的参数进行设置，根据扫描图像的用途设置合适的分辨率，可参考表4-2，其他参数可以根据实际需要设置或使用默认设置。在"任务事件"选项卡中设置扫描图像输出时"另存为文件"及文件保存的位置。

3）第3步：单击"预览 👁"按钮，进行预扫，预览扫描范围是否得当。调整扫描区域的虚线框，可重新调整扫描范围，也可重新设置扫描参数，获得理想的扫描效果。

4）第4步：单击"扫描 ⊇"按钮开始扫描，出现扫描进度提示，此时扫描仪的指示灯不断闪烁。

扫描完成后，扫描的图像自动被保存在指定的位置，默认名为"Image1"，并且自动显示扫描后的图像。对扫描得到的数字图像，通常要经过一定的处理才可以使用。

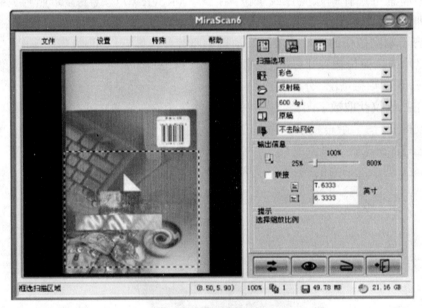

图4-6　扫描仪应用程序界面

表4-2　根据用途设置合适的分辨率

用途	扫描分辨率	格式
在显示屏上显示（Web，E-mail）	72或100dpi，30位	JPEG
打印输出快照	200dpi或300dpi，30位	TIFF
扩大快照或打印输出大幅照片	最高分辨率，30位	TIFF

6. 网络下载数字图像资源（略）。

7. 屏幕图像的捕捉（略）。

注意事项

1. 注意拍照时焦距、景深与像素的选择。

2. 遵守照相机和扫描仪的操作顺序，否则将损坏仪器。

思考题

1. 数码相机与传统相机比较,有哪些优势?
2. 数码相机分辨率与像素之间有何关系?

（石继飞）

实验五　利用 Photoshop 处理数字图像

目的

1. 熟悉图像处理软件 Photoshop 中有关图像调整的命令，并能在 Photoshop 中对图像进行分辨率、灰阶、对比度等的调整。

2. 通过对图像的调整，明确像素的概念及数字图像的特点，加深对数字图像的理解。

3. 进一步理解空间分辨力、灰度分辨力对图像质量的影响。

4. 通过本实验体会 CT 像的图像后处理技术。

器材与软件

微型计算机、摄影照片、中文版 Photoshop。

原理

我们从显示器上可以识别出一条线、一幅照片、一部动画片。但对于计算机而言，却以相同的方式看待它们——把它们当成数据，一堆可操作的数据。不同的数据代表不同的信息，给我们以不同的视觉形象——即不同的数字图像。正如不同的 CT 值分布对应不同的 CT 片灰度像一样。跟传统摄影冲洗相片的暗室相对应，在"数字暗室"中，对图像的操作、处理过程称为"成像"。

数字成像和传统摄影虽然目的相同，都是生成一幅图像，但它们生成图像的方式不同。通过摄影底片中的胶粒和数字矩阵中的像素生成图像是两个不同的途径。另外，化学摄影是一个将一幅图像固定在图层之上的静态工具，接下去，编辑、处理非常缺少。而数字图像的可操作性非常强，可根据需要对一幅原图像进行各种各样的后期处理。本实验的主要内容就是学习用 Photoshop 图像处理软件对一幅原图像进行各种处理，从而了解数字图像的概念、组成及其极强的可操作性的特点。

数字图像是指把一幅图像看成由若干个像素组成的像素矩阵，而每一个像素，计算机又将它当作数字数据来处理，所以说数字图像又是数字矩阵。而像素所对应的数据则代表该位置的颜色信息。计算机中又把"像素"当做一个度量单位，用来度量计算机图像的大小。单位长度内像素的多少体现了图像的分辨率，图 5-1a、5-1b 分别是分辨率＝20 像素/厘米和分辨力＝80 像素/厘米的打印效果图。显然，相同面积内，像素越多，图像就越精细、越清晰；像素越少，图像就越粗糙、越模糊。

不只可以通过改变分辨率来改变图像质量，还可以通过改变"亮度"（brightness）、"色调"（tone）、"对比度"（contrast）等来调整图像。要了解这些概念，首先要了解色彩模型。

30

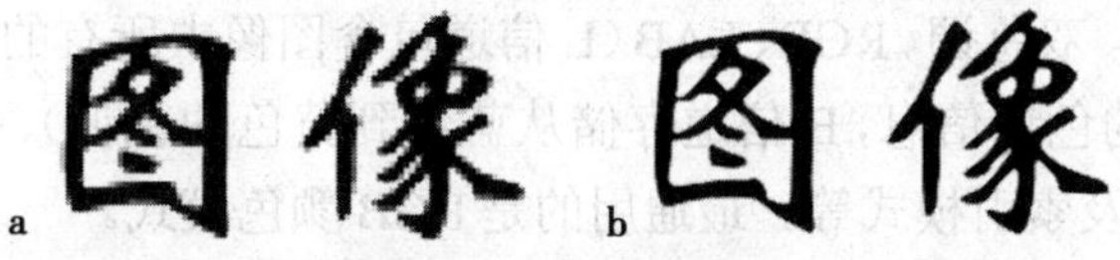

图像 图像

ₐ 图像 ᵦ 图像

图 5-1　分辨率与图像质量的关系

RGB 模式被称为真彩色（true color），是 Photoshop 中最受欢迎的模式。它有三个色彩信息的信道：红色 Red、绿色 Green、蓝色 Blue。每个信道都有 8 个比特的色彩信息——一个从 0 到 255 的亮度值色域。三个信道组合起来，可以有 $256×256×256=1670$ 万种可能的颜色，是图像像素色彩性能能达到的顶峰。像彩色电视机的显像管以及计算机显示器都是采用这种颜色模式来混合出各种不同颜色效果的。当 R=G=B 值时，该像素呈灰色，组成一幅图像的所有像素的 R、G、B 值都分别相同且取 0～255 之间的不同值时，便生成一幅灰度图像。灰度图像以像素的"亮度"值来体现。亮度是观察到的光的能量强度，在色调理论中的亮度是指：R=G=B=0，最暗（黑）；R=G=B=255，最亮（白）；0～255 之间有 256 个灰阶。

"色调"应当这样来理解：当从一个光源发射出来的光由一组相当平均的波长组成时，光即成了白色。当某一波长占主导地位时，光就有一个特定的色调。例如，波长在 450nm，蓝色光占主导地位时，光呈蓝色调。RGB 模式中，当 B 的值远大于 R、G 的值时，色调偏蓝。

色调理论中，"对比度"是指相邻像素数值之间的差别，差别越大，对比度就越大。色调理论中的概念及图像调整的方法还有很多，不一一介绍。

数字图像是像素矩阵，更直接地说，是数字矩阵。那么对图像的任何调整都是对数据的处理。或增大，或减小，或通过某种算法在相邻数据之间插入新的数据等。了解这一点就真正了解了图像处理的本质，也使复杂的图像处理简单化。本着对数据说话的思想做下面的实验，头脑会更清晰，也更具意义。

软件介绍

Photoshop 是 Adobe 公司开发的基于图层的强大的图像编辑工具。它将选择工具、绘画工具、编辑工具、颜色校正工具以及特殊效果功能结合起来，提供了用户希望的甚至未曾想到的丰富的特性。且界面友好、操作方便、所见即所得，是目前专业平面设计人员所广泛使用的工具。在诸多图像处理软件中，Photoshop 以其强大的功能和运行的稳定性，一直处于霸主地位。它的主要功能和特点如下：

1. 支持多种图形文件格式　Photoshop 支持的文件格式很多，常用的有：TIF、PSD、BMP、TGA、JPEG、GIF 等。图像文件格式的不同表现在表示图像信息的方式（作为像素还是作为矢量）不同、压缩图像数据的方式不同以及所支持的 Photoshop 和 ImageReady 的功能不同等。每种文件格式都有它的优势，同时也存在不足之处（可参阅 Photoshop 有关书籍）。建议我们以 Photoshop 的缺省文件格式 PSD 存储，虽然很少有其他的图形程序能够读入这种特有的带有图层信息的文件格式，但对于本实验来说，只在 Photoshop 图形程序中操作，用缺省格式存储，更方便一些。

2. 支持多种颜色模式　颜色模式是图像处理软件一个重要的组成部分，Photoshop

中提供了位图、灰度、双色调、RGB、LAB（L 信道包含图像中所有的光强信息，A 信道存储从绿色到紫红色的色调信息，B 信道存储从蓝色到黄色的色调）、CMYK（对应彩色印刷上的四色套印）以及索引模式等。最通用的是 RGB 颜色模式。

3．可以任意处理图像尺寸和分辨率　用户可以利用"图像"|"图像大小"菜单，在不改变分辨率的情况下任意调整图像尺寸，或在不影响图像尺寸的情况下改变图像的分辨率。还可利用"图像"|"画布大小"菜单在原图像之外增加空白区域，或减小图像尺寸。

4．多种区域选取方法　在 Photoshop 中，所有操作都与区域选择有关，即先选对象后操作。因此，Photoshop 提供了丰富的区域选取功能，这些功能包括：

（1）使用矩形和椭圆形选框工具能够指定一个或多个不同形状和大小的选择区域。

（2）使用曲线和多边形套索工具可以选择具有任意形状的区域。

（3）利用磁性套索工具，系统可根据设置的选项精确定位边界。

（4）利用魔棒可根据颜色范畴自动选择区域。

（5）在图像内选取某一颜色的范围，可做成一个有渐变效果的蒙板，利用快速蒙板功能可直接在图像上制作、修改和显示选择区域。

（6）利用图层、通道或路径选择区域。

5．可方便地调整颜色

（1）可替换颜色、去色、反转颜色、控制色彩平衡等。

（2）可利用吸管工具从图像中提取颜色，以设置当前色。

（3）可调整图像整体或选定区域的对比度和亮度。

（4）可调整图像整体或各色板的色阶、色相、饱和度和明度。

6．可分层编辑是 Photoshop 的一大特色，利用这一功能可对每一层分别进行编辑，各层编辑完毕再合并图层。

此外，Photoshop 提供了丰富的绘图功能、旋转和变形功能以及强大的滤镜功能等，且支持多种图像输入／输出设备。

内容与步骤

1．熟悉中文版 Photoshop

（1）计算机接通电源，打开计算机。

（2）点击"开始"|"程序"|adobe|photoshop 打开 Photoshop 图像处理软件，熟悉界面、各个菜单、工具栏等，了解软件基本功能。

2．在 Photoshop 中创建数字图像，体会空间分辨率对图像质量的影响。

（1）打开 Photoshop。

（2）点击"文件"|"新建"，出现"新建对话框"。在对话框中定义如图 5-2 所示：定义完毕，点击按钮"好"，以确定。

（3）点击工具栏中的文字工具 T，字号选 72，字体选"华文新魏"，在画板上写"图像"两字，点击"视图"|"打印方式"显示（实际打印输出效果），会发现两字很模糊，保存为"图像处理 1.jpg"。

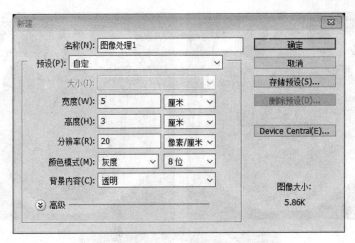

图 5-2　新建对话框

用上述同样方法新建一幅图像，上面还是写"图像"两字，唯一不同的是把分辨率改为 80 像素 / 厘米，保存为"图像处理 2.jpg"。

将"图像处理 1"跟"图像处理 2"插入到 word 文档中，排版如图 5-1 所示，观察、体会、分析分辨率不同对数字图像质量的影响。加入相应说明文字，等待打印输出。

3. 了解"色阶"（灰阶）（即灰度分辨率）与图像质量的关系。

（1）打开 1 幅 CT 图片（也可选实验四中获取的相片，先将相片转换为灰度模式："图像"|"模式"下选"灰度"即可）。

（2）选"图像"|"调整"|"色调分离"，打开色调分离对话框，如图 5-3 所示：改变"色阶"值，取 128、8、2 三次值，分别存储为："图像处理 3-1"、"图像处理 3-2"、"图像处理 3-3"。同一幅图像，色阶不同，即每一个像素所能够体现的灰阶数不同，也就是灰度分辨率不同，导致图像质量有显著改变，将 3 幅图像在 word 中平铺放置，如图 5-4 所示。比较质量，从而了解灰阶（灰度分辨率）与图像质量的关系。等待打印输出。

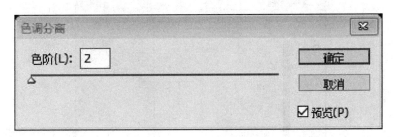

图 5-3　色调分离对话框

4. 通过调整"曲线"来调整图像的色调、对比度。

（1）打开 1 幅图像（学生可自行选用自己用数码相机拍摄的感兴趣的相片进行处理），其余图像关闭。

（2）点选"图像"|"调整"|"曲线"，打开曲线对话框，如图 5-5 所示。

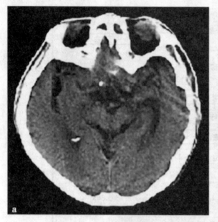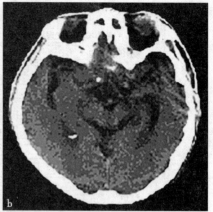

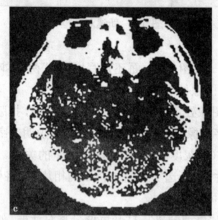

图 5-4　色阶（灰度分辨率）与图像质量之间的关系
a. 128 色阶；b. 8 色阶；c. 2 色阶

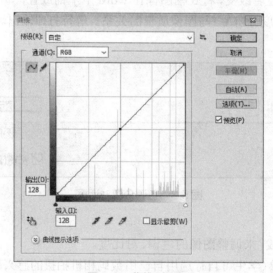

图 5-5　曲线对话框

在此对话框中，表格的横坐标（亮度杆表示 0 最暗～255 最亮）代表了原图像的色调，纵坐标代表图像调整后的色调。调整曲线时，首先单击曲线上的点，然后按住左键拖动，即可改变曲线形状。当曲线向左上角弯曲时，图像色调变亮；反之，当曲线向右下角弯曲时，图像色调变暗。

单击曲线时所产生的点被称为节点，其值显示在下面的"输入"（横坐标）、"输出"（纵坐标）编辑框中，如图中显示数值为曲线中点（节点）处的值。左下角为（0，0），右上角为（255，255）。若多次单击曲线，可产生多个节点，从而可将曲线调整成比较复杂的形状，即数据矩阵进行复杂变化，对图像进行复杂调整。

"曲线"命令是一个用途非常广泛的色调调整命令，利用它可以综合调整图像的亮度、对比度和色彩等。比如，增大兴趣区的灰度范围（提高对比度），如图 5-6 所示：图 5-6a 是原图像曲线，图 5-6b 是变化后图像的曲线。假设曲线上取若干点如图示：A 为其中一点，从图 5-6a 看出，输入等于输出，因为根本没有改变，就是原图像。假如我们认为原图像低值区不清晰（事实上通常 CT 图像也是如此，且人眼对低值区分辨率很低），那么我们需要提高低值区对比度，把 A 点向上移，如图 5-6b 中所示，A 点的值由原来的 18 变为 81，O、A 间差值由 18 变为 81，使得低值区图像对比度增大；且其中各点的值都相对增大，提高了亮度。从而增强了图像的可读释性。这实际上就是我们 CT 像图像后处理技术中的"窗口技术"。

明白其中道理，可根据具体情况对图像进行有目的、更为细致地调整。

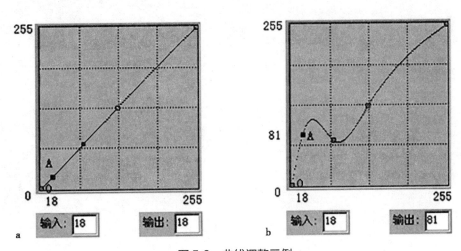

图 5-6　曲线调整示例

（3）用鼠标单击并拖动曲线上的点，进行曲线调整。打开"预览"，边调整边观察，到自己认为满意为止。单击"好"，确认。

（4）将调整好的图像，加注文字说明用 word 排版，等待打印输出作品。

5. 充分利用 Photoshop 强大的图像处理功能对图像进行后处理，感受数字图像特有的丰富的后处理特性。

仔细观察每步调整所引起的图像的改变，从而了解这些命令的功能（对每步修改不作保存）。

6. 正确关闭计算机、打印机,结束实验。

实验报告

提交上述实验步骤中 2、3、4 步要求完成的 word 图文文档(电子文档或纸质文档)。

(张瑞兰)

实验六 X线半价层的测定

目的

1. 熟悉电离室型剂量计的使用方法。
2. 掌握半价层的基本概念和测定方法。

器材

诊断用 X 线机、电离室型剂量计、标准滤过片铝片一套(纯度 99.9% 以上)、激光准直器、垂线、米尺等。

原理

半价层(HVL)就是使一束 X 线的强度衰减到其初始值一半时所需要的标准吸收物质的厚度。它反映 X 线的穿透能力,表征 X 线质的软硬程度。利用半价层表示 X 线的质,虽然是一种粗糙的方法,但在实际应用中较为方便。医疗照射中,主要关心 X 线在受检者体内的穿透情况,所以根据 X 线在物质内穿透能力,用半价层来表示 X 线束的硬度是可取的。

若 I_0、I 分别表示 X 线束通过吸收物质前、后的强度,根据单能 X 线的衰减规律,当 $I = \dfrac{1}{2} I_0$ 时,吸收物质的厚度就是半价层,所以

$$HVL = \frac{0.693}{\mu} \tag{6-1}$$

由式(6-1)可知半价层与吸收物质的线性衰减系数 μ 成反比。因此,半价层亦随着 X 线能量的增大而增大,随着吸收物质的原子序数、密度的增大而减小。对一定能量的 X 线,描述其线质的半价层可用不同物质的不同厚度来表示。一般情况下,对管电压在 120kV 以下的 X 线,常用铝作为表示半价层的物质,对管电压在 120kV 以上的 X 线,常用铜作为表示半价层的物质。

若把最初 X 线强度衰减一半所需要的吸收物质厚度,称为第一半价层,记作 H_1;继而再使透过的射线强度衰减一半时所增加的吸收物质厚度,称为第二半价层,记作 H_2。诊断 X 线的能谱是连续的,而不是单能的,为了表示 X 线束通过物质后其线质的变化情况,又引入了均质性系数 h,它在数值上等于第一半价层 H_1 与第二半价层 H_2 之比,它是 X 线束能量均匀性的一种量度。

在本实验中,通过对比释动能率的测量来确定 X 线的衰减情况,所谓比释动能率就是单位时间内比释动能的增量。而比释动能是不带电电离粒子,在质量为 dm 的某种物

质中释放出来的全部带电粒子的初始动能总和除以 dm。本实验是在固定管电压及固有附加滤过的情况下，使用标准铝片作为滤过片，测其 X 线的第一半价层 H_1、第二半价层 H_2，并计算其均质性系数 h。

内容与步骤

一、准备

1. 半价层测定时所用 X 线机房应宽大，室内不得放置与测量无关的其他物质，以避免散射线的影响。根据图 6-1 所示，用激光调正 X 线管焦点，准直框圆孔中心及电离室有效中心之位置，使其在一条直线上；用米尺准确地测量焦点至标准滤过片（即准直框圆孔中心位置）的距离 FFD 为 50cm，焦点至电离室有效中心位置的距离 FCD 为 100cm，选用照射野最小的遮线筒，使投射在标准滤过片上的照射野直径 ϕ 不大于 4cm。

2. 确定标准滤过片种类　选用标准铝片。

3. 预选照射条件

（1）管电压：80～120kV。

（2）管电流：100mA。

（3）照射时间：1s。

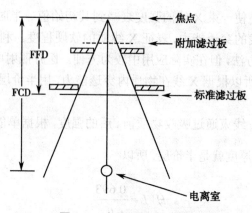

图 6-1　半价层测定示意图

二、步骤

1. 在准直器框内由薄到厚逐渐增加标准铝片厚度，如 0，0.5，1.0，……，d_i（mm），测出各自对应的透过比释动能率 $\dot{K}_0$、$\dot{K}_1$、$\dot{K}_2$、$\dot{K}_3$、……、$\dot{K}_i$，一直测到使透过 X 线比释动能率低于 $\frac{1}{4}\dot{K}_0$ 为止。将测量数据记录于表 6-1 中。

2. 重复上述步骤 2 次，将测量数据记录于表 6-1 中。

三、数据处理及测量结果

1. 相对比释动能率　是各透过的比释动能率 $\dot{K}_i$ 与标准滤过片厚度为零（未插入标准）时的比释动能率 $\dot{K}_0$ 之比，将相对比释动能率的计算结果记录于表 6-2 中。

2. 绘制标准铝片的吸收曲线　将表 6-2 中的相对比释动能率数值绘制在半对数坐标图纸上（或方格坐标图纸上）。横坐标表示标准滤过铜片的厚度，纵坐标表示相对透过比释动能率（学生自己绘制吸收曲线图）。

表 6-1 不同滤过片厚度时的透过比释动能率

标准铝片厚度（mm）		0	0.5	1.0	1.5	2.0	……	5.0
透过比释动能率（mGy·min^{-1}）	$\dot{K}_i$	$\dot{K}_0$	$\dot{K}_1$	$\dot{K}_2$	$\dot{K}_3$	$\dot{K}_4$		$\dot{K}_{10}$
	1							
	2							
	3							
	平均值							

表 6-2 不同滤过片厚度时的相对比释动能率

标准铝片厚度（mm）	0	0.5	1.0	1.5	2.0	2.5	3.0	3.5	4.0	4.5	5.0
相对比释动能率	1										

3. 计算均质性系数 在标准铝片的吸收曲线图中,用内插法分别查出相对透过比释动能率为 0.5 及 0.25 对应的标准铝片厚度 d_1、d_2,d_1 和 (d_2-d_1) 分别为所求的第一半价层 H_1 和第二半价层 H_2。利用 $h=H_1/H_2$,计算出均质性系数并将结果记录于表 6-3 中。

表 6-3 均质性系数 h

管电压（kV）	H_1	H_2	h

四、重复性实验

若时间允许时,改变管电压数值,重复上述实验,并计算出第一半价层 H_1、第二半价层 H_2 及均质性系数 h。

注意事项

1. 详细阅读剂量计使用说明书,了解使用方法和注意事项。
2. 测量前不知其比释动能率大小时,可选用大量程,然后再改用适当量程。
3. 必须注意测量时间大于仪器读数建立时间。
4. 必须选用能量响应好的测量仪器。

思考题

1. 测定结果表明,连续 X 线的均质性系数小于 1,为什么?若 X 线为单能窄束时其均质性系数的值应如何?
2. 试分析增加管电压后测得的半价层及均质性系数将发生怎样的变化?实验结果应如何(若时间允许,请做实验)?
3. 试分析管电压不变而附加滤过增加时测得的半价层及均质系数将发生怎样的变化?实验结果应如何(若时间允许,请做实验)?
4. 把焦点至电离室的距离 FCD 固定为 100cm, X 线束直径为 10cm,将标准滤过片在 X 线束中心轴上任意移动,即变更 FFD 的大小,测其半价层,将焦点至滤过片间的距离 FFD 与半价层 HVL 的关系绘制成曲线。

5. 在 X 线束中心轴上,移动电离室的位置即变更 FCD 的大小,但保持 $FFD=\frac{1}{2}FCD$ 不变,仍用上述条件,测其半价层,将 FCD 与半价层 HVL 的关系绘制成曲线。

6. 为了消除散射线的影响,除增大 FCD 外,还可将 X 线束直径缩小到无限小,在 X 线测定装置中,变更 X 线束直径(变换遮线筒前端的出线口大小)。取不同的 FCD 值(仍需保持 $FFD=\frac{1}{2}FCD$),其他条件不变,测其半价层,将 X 线束直径 ϕ 与半价层 HVL 的关系绘制成曲线。

（王　岚）

实验七　X线辐射量的测量

目的

1. 掌握X线辐射仪的工作原理。
2. 学习使用X线辐射仪测量不同距离处的X线剂量率值。
3. 了解X线的空间分布规律。

器材

FD型X-γ闪烁辐射仪。

原理

闪烁辐射仪是射线探测的基本仪器，主要由闪烁体和光电倍增管组成，作为一种相当成熟的探测器，其显著的优势是：它既可以测量光子，也可以探测带电粒子，特别是对射线有很高的探测效率；经光电倍增管给出的电流脉冲有较强抗干扰能力，适用于较复杂环境的工作。

1. 闪烁体　是由一定量的闪烁物质并加入少量激活物质以适当方式组成，是闪烁辐射仪的敏感元件。入射光子在闪烁体中发生光电效应和康普顿效应，把能量传给电子，这些电子最终通过电离或激发作用将能量沉积在晶格中。然后晶格发生退激，释放出被沉积的能量，其中一部分能量以荧光的形式释放出来。为了避免光逃逸，除了与光学窗接触的表面以外，晶体四周都填入白色的 MgO 或 Al_2O_3 反光粉。为了屏蔽外界的光线、防止潮气侵蚀晶体和机械损伤，整个辐射仪用铝制或薄不锈钢外壳包裹起来，铝和薄不锈钢不透光，但对射线的衰减很小。

NaI(Tl)晶体是较常用的一种闪烁体，其优点是：①密度较大，荧光反应作用截面大，对射线阻止本领高，探测效率高、发光效率高；②荧光闪烁衰减时间短，时间分辨力高，适于高计数工作；③产生荧光光子数与入射射线的能量二者之间的线性关系好，其发射光谱与光电倍增管的光谱响应能很好地匹配，提高了光电转换效率。此外，该晶体制作较为简单，所以应用广泛。

2. 光电倍增管　是一个真空光电器件，其内部由光阴极、聚焦极、二次发射倍增系统（也称二次级、打拿级或联极）及阳极组成。其工作过程为：光子入射光阴极产生光电子，光电子经聚焦极进入倍增系统，倍增的电子收集于阳极，形成阳极电流和电压。

光阴极材料为锑、钾、铯，在 400nm 波长处有最大的光电发射，与闪烁体很好的匹配，并有较低的噪声及较高的稳定度。

聚焦极在光阴极和第一倍增极之间，其作用是使光阴极产生的光电子尽可能多地集中到第一倍增极的有效面积上。二次发射倍增系统由若干倍增极组成。工作时各电极依次加上递增电位。从光阴极发射的光电子经聚焦极入射到第一倍增极上,产生一定数量的二次电子,这些二次电子在电场加速下又打在下一个倍增极上,数量得到倍增,如此倍增下去,直到电子流被阳极收集。阳极收集的电子总数与光阴极发射的光电子数成正比,而光电子数与闪烁体发射荧光光子数成正比,即电流脉冲幅度与入射射线的能量成正比。

仪器介绍

FD 型 X-γ 闪烁辐射仪采用一体化结构,如图 7-1 所示。仪器面板上配置点阵式液晶显示器及触摸式键盘。电源供给为 2 节普通 1 号电池,旋开电池盖即可更换。仪器内置光电倍增管和 NaI(Tl)闪烁体,灵敏度为 350cps•$(\mu Sv)^{-1}$,能量响应范围为 0.06～3.0MeV,测量范围为 0.01～200μSv•h^{-1}。

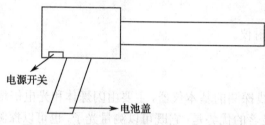

电源开关

电池盖

图 7-1 FD 型 X-γ 闪烁辐射仪外观结构简图

仪器面板上共有 5 个触摸式按键,功能如下:

RESET 键:在任意设置情况下按下此键,界面返回初始界面。

▼下选键:向下或向后选项。

▲上选键:向上或向前选项。

←确认键:选中项目后进行确认。

→退出键:退出设置回到初始界面。

仪器开机后做检测用,每秒显示当前 3 秒钟的测量平均值,因而对放射性突变有很强的反应能力,但由于测量时间较短,对于低水平放射性测量有一定的读数统计涨落。

仪器提供了 6 种不同的辐射剂量率报警限值,分别为:0.25μSv•h^{-1},0.50μSv•h^{-1},2.50μSv•h^{-1},20.00μSv•h^{-1},100.00μSv•h^{-1},200.00μSv•h^{-1},并配以提示声响。仪器开机后默认的报警限值为 0.25μSv•h^{-1}。

此外,仪器还具有定时功能,可选择的定时时间有 10 秒,30 秒,1 分钟,2 分钟,5 分钟,10 分钟,30 分钟,60 分钟,共 8 种,可根据不同的需要进行选择。

仪器的操作使用方法如下:

1. 将电池盖旋开,正确放入电池。

2. 按下电源开关键,仪器显示初始页面。

3. 按"←"键进入主菜单界面,主菜单设置共有"测量"、"方式"、"报警"、"检验"、"帮助"五个选项,可按"▼"键和"▲"键在选项间移动,按"←"键进入当前选项即确认。

4. 选中"测量"选项,按"←"键进入测量状态,屏幕上方显示当前的测量值,下方显示报警阈值。

5. 选中"方式"选项,按"▼"键和"▲"键可选择测量方式为检测和定时方式,在定时方式下可选择定时时间。

6. 选中"报警"选项,可选择报警剂量限值,当前测量值如果超过报警阈值仪器有声响提示。

7. "检验"选项供仪器调试用,用户忽略。

8. "帮助"选项提供简要的单位换算表。

实验内容与步骤

1. 选择距离 X 线管分别为 0.5m,1.0m,1.5m,2.0m,2.5m,3.0m,3.5m,4.0m 的位置(最好在一条直线上),在 X 线管相同工作条件下,使用辐射仪对这些位置上的 X 线剂量率值进行测量。

2. 每个位置多次测量,并取平均值,填入表 7-1。

3. 使用描点法,绘制剂量率值 H 与距离平方倒数 $1/r^2$ 的曲线。

表 7-1 不同距离处的 X 线剂量率值

次数 \ 距离	0.5m	1.0m	1.5m	2.0m	2.5m	3.0m	3.5m	4.0m
1								
2								
3								
平均值 $\bar{H}$								

4. 在 X 线管相同工作条件下,选择距离 X 线管 1.0m 的各个不同方位进行剂量率值 H 的测量,每点均需进行多次测量,并取平均值 $\bar{H}$。

5. 选择距离 X 线管 2.0m 和 3.0m 的各个不同位置,重复上一步的测量。

6. 改变 X 线管的工作条件(提高或降低管电压),再重复以上的测量。

注意事项

1. 仪器防震防撞。

2. 仪器应放在干燥的地方。

3. 仪器长期不用必须将机内电池取出。

思考题

1. X 线的空间分布具有怎样的特点?

2. 管电压对 X 线的辐射剂量率值有着怎样的影响?

(温　良)

43

实验八 模拟CT

目的

1. 了解CT成像的基本原理。
2. 理解体素、灰度等概念，了解CT值的计算方法。
3. 学会运用迭代法进行图像重建。
4. 体会模拟实验在临床诊断中的意义。

器材

MCT-D1型模拟CT实验仪、游标卡尺、万用表、串口线、电源线、八面体若干、三个长度不等的有机玻璃长方体、四方块一个、载物托一个、实验软件一套。

原理

1. CT值的计算 X线在人体内的衰减规律

$$I = I_0 e^{-\mu d} \tag{8-1}$$

式中 μ 为物体的线性衰减系数，d 为所取人体小体素的长度。

由于人体各个组织的密度并不均匀，将人体分成无数个小体素后，每个体素的线性衰减系数 μ 也并不相同，如图8-1所示。

由此可得方程

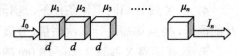

图8-1 X线通过密度不均匀的介质

$$I_n = I_0 e^{-(\mu_1 + \mu_2 + \cdots + \mu_n)d} \tag{8-2}$$

$$\mu_1 + \mu_2 + \cdots + \mu_n = \frac{1}{d} \ln \frac{I_0}{I_n} \tag{8-3}$$

经CT重建的图像应反映衰减系数 μ 的分布。但人体内大部分软组织的 μ 都与水的 μ 很接近。水的 μ 为 0.19cm^{-1}，脂肪的 μ 为 0.18cm^{-1}，两者仅相差 0.01cm^{-1}，约为水的 μ 值的5%。若直接以这些 μ 值成像，则软组织间的差异很难用它们来区别。为了显著地反映组织间的差异，引入CT值，它的定义为

$$CT = 1000 \times \frac{\mu - \mu_w}{\mu_w} \tag{8-4}$$

式中 μ、μ_w 分别为组织及水的线性衰减系数。

2. 迭代法重建图像 重建图像的方法很多，本实验采用一种相对简单的图像重建方法——迭代法。通过此方法可以了解CT机重建图像的计算过程。

　　首先对某一断层的各个体素给予一个任意的初始值,并利用这些假设数据计算射线束穿过该断层时可能获得的投影值,然后用这些计算值与实际投影值比较,根据两者的差异获得一个修正值,再用这些修正值修正各对应射线穿过物体后的各像素值。如此反复迭代,直到计算值和实测值接近并达到要求的精度为止。下面以 2×2 四体素矩阵为例,对迭代法过程作简单介绍:设每个体素对射线的衰减量为 1、2、3、4,各方向总和为 3、7 和 4、6。迭代过程如下:

1	2	3
3	4	7
4	6	

1. 平均
$3 + 7 + 4 + 6 = 20/8 = 2.5$
和为 5

2.5	2.5	5
2.5	2.5	5
5	5	

2. 第一次迭代
$2.5 + (3 - 5)/2 = 1.5$
$2.5 + (7 - 5)/2 = 3.5$

1.5	1.5	
3.5	3.5	
5	5	

3. 第二次迭代
$1.5 + (4 - 5)/2 = 1$
$3.5 + (4 - 5)/2 = 3$
$1.5 + (6 - 5)/2 = 2$
$3.5 + (6 - 5)/2 = 4$

1	2
3	4

　　实际 CT 扫描中,需要从一个横断面的许多视角入射 X 线,以便测得大量"衰减系数之和",即所谓数据采集过程。利用一定算法求得的的衰减系数值即可建立体层图像。

3. 模拟 CT 实验方法

　　(1)用同种介质有机玻璃代表相同性质的不同体素的长度 d,用半导体激光器的光束代替 X 线,经过至少两次照射即可计算出其 μ 值。

　　(2)用四种不同介质的正方体有机玻璃组合在一起,代表四个不同密度的体素单元且用半导体激光器经过四次照射,得到四个数据,经迭代法计算出每个小正方体的线性衰减系数。迭代法的计算方法由计算机给出。

　　(3)用红色的八面体代替人体的体积元,将若干个八面体摆放在一起模拟人体,通过穿射八面体模拟 CT 对人体的扫描,将扫描的结果转换成 CT 图像。

　　(4)每次测量可以用万用表测量,进行手动计算,也可以输入计算机进行自动计算。

仪器介绍

　　MCT-D1 型模拟 CT 实验仪面板如图 8-2 所示,由薄膜键盘、电源开关、电机旋转控制开关、万用表接口、载物托盘和激光发射和接收器等几个模块构成。

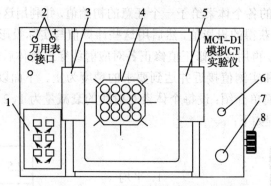

图 8-2　MCT-D1 型模拟 CT 实验仪面板图
1. 薄膜键盘；2. 万用表接口；3. 激光发射器；4. 载物托盘；5. 激光接收器；
6. 电机旋转控制开关；7. 电源开关；8. 调节手轮

"键盘区"共有六个按键，采用薄膜开关设计，按键箭头指示方向分别代表电机不同旋转方向（具体方向按键盘箭头指示方向），键盘上的"单步"按键表示短按下时电机做单步运行（即步进电机一步），"45°"按键短按下时，电机做相应方向转动 45°运转，键盘下方两只按键长按下，电机按箭头方向持续运转。

"万用表接口"可以外接万用表读取电压，红色为正极，黑色为负极。

"激光发射"和"接收模块"位于仪器上面两个矩形暗盒内，左边为发射模块，右边是接收部分，开机状态时可以看见一束激光从左边发射器射出打在接收模块上。

"载物托盘"用以放置实验样品，经过特殊设计，可以平整放置不同样品。

"电机按钮"是电机旋转控制开关，按下电机按钮，键盘区有键按下电机不能运转，未按下时，键盘区有键按下电机能运转。

"电源按钮"按下时仪器通电，指示灯亮，仪器进入运行状态。

"调节手轮"为水平前后调节手轮，用手旋转能使激光发射和接收模块前后移动。

内容与步骤

打开模拟 CT 实验仪，预热 5 分钟。打开光盘上的"模拟 CT 安装包"，点击"setup.exe"，安装结束后，将安装包目录下的"123"文件夹复制到已安装好的目标文件夹下，运行"开始"菜单里的"模拟 CT 实验"，即可进入模拟 CT 实验软件主界面。

1. 万用表测量，并进行手动计算

（1）将万用表接在仪器的电压输出端，将三个长度不等的蓝色长方体按图示顺序依次放入载物托上，用激光穿射蓝色长方体平滑面，每穿射一次从万用表上读取一次电压值，并将数据填写到相应的文本框中。

（2）用游标卡尺测量三个蓝色长方体的长度，将其输入相应的文本框。根据 Lambert 定律自行推导 μ 值并填入文本框。

（3）填写实验报告，并用计算机验证计算结果。如有错误，按计算机提示进行更正。本项实验结束返回主窗体。

2. 自动测量

（1）将三个长度不等的蓝色长方体按图示要求放入载物托上，用激光穿射蓝色长方体平滑面,每穿射一次用计算机进行采集电压值,并将数据填写到相应的文本框中。

（2）用游标卡尺测量三个蓝色长方体的长度,输入相应的文本框,点"运算",由计算机给出 μ 值,进行校验数据,如有错误请重新采集数据。

本项实验结束返回主窗体。

3.认识灰度　图示为默认的灰度,使用者可自行在文本框中输入 $0\sim255$ 的整数,即可出现相应的灰度,按住鼠标左键可任意移动灰度框,可以比较两个相近的灰度是否能被人眼区分。回答问题并写实验报告,本项实验结束返回主窗体。

4.迭代法测CT值（鼠标移到每步时会弹出说明对话框）

（1）将四方块放置在载物托上,按图示的四条光路进行数据采集,第五次不穿过任何物体进行采集,由计算机读入数据。

（2）点选"自动计算 μ 值",由计算机根据前一步采集的数据计算四种介质的 μ 值。

（3）点选"自动计算CT值",将四种介质 μ 值转化为相应的CT值。

（4）前几步准确无误后即可重建四方块的灰度图像。按要求回答问题并填写实验报告,本项实验结束返回主窗体。

5.认识窗宽和窗位

（1）先看窗宽窗位说明,将前次实验的 A,B,C,D 四种介质的 CT 值输入文本框,再次重建图像。

（2）右图为人体各组织的 CT 值分布图,调节左侧的窗宽滚动条或窗位滚动条可以观察重建图像的灰度变化,窗宽和窗位的变化情况也可直接反映在右图中,这样可以更加容易理解窗宽和窗位的概念。

（3）本项实验中有临床 CT 图实例,可根据它来理解窗宽和窗位在识别 CT 图中的作用。点击"实例说明"进入出现两个界面,上面是"实例说明注解",下面是名为"ezDICOM"的程序界面。根据提示进行实例操作。

（4）按要求回答问题并填写实验报告,本项实验结束,返回主窗体。

6.16个体素的图像重建

（1）用若干个八面体在载物台上任意摆放某一图形。进行电压校准,分别采集无八面体,一个八面体,两个八面体,三个八面体穿射时的电压值,计算其平均参考电压值。

（2）左上侧为进行 22 次测量的方位标志图,必须按给出的测量前后顺序对八面体进行 22 次的电压采集,类似于真正 CT 对人体进行扫描,采集的电压及穿过的八面体个数分别显示在右上侧的文本框中。

（3）采集完毕后,进行图像重建,如实验过程中操作无误,即可获得正确的重建图像。本项实验结束,返回主窗体。

注意事项

1.开机前应检查仪器是否正常。

2.开机待机 5 分钟后再进行实验。

3.激光照射待测物有一定的反射,反射回来的光束要对准激光器发射中心。

4.做灰度实验前先将显示器的亮度和对比度均调整到50%。

5.本仪器采集电压范围为 $0\sim5V$,由于四方块和八面体的工艺问题,激光照射后有部分散色光或反色光,导致在实验过程中采集电压过大,此时需要重新采集数据。

6. 实验结束后请退出操作界面后再关闭仪器。

思考题

1. 引入窗宽、窗位的目的是什么?
2. 如何运用迭代法进行图像重建?

（吉　强）

实验九　超声声速与声阻抗的测定

目的

1．了解超声波的产生及驻波的形成原理。
2．用驻波法测量超声波的声速。
3．测定空气的声阻抗。
4．观察相互垂直谐振动合成的李萨如图形。

器材

超声声速测定仪、低频信号源、示波器、毫伏表。

原理

1．驻波的形成及测定超声波的声速　机械振动在弹性介质中的传播形成机械波。波在介质中的传播速度 c 由介质的物理性质所决定。它和波长 λ 及振源的频率 ν 有如下关系

$$c = \nu\lambda \tag{9-1}$$

本实验采用驻波的共振干涉法和相位比较法，测量超声波在空气中的传播速度。

由声源发出的平面简谐波以某一频率在介质中沿 x 方向传播，若遇到障碍物，就在其界面处以相同的振动方向、振幅和频率沿同一方向反射回去，与入射波形成两个相向传播的相干波，叠加而成驻波。平面简谐波的波动方程分别为

$$y_1 = A\cos 2\pi\left(\nu t - \frac{x}{\lambda}\right)$$

$$y_2 = A\cos 2\pi\left(\nu t + \frac{x}{\lambda}\right)$$

叠加后合成的波动方程为

$$y = y_1 + y_2 = A\cos 2\pi\left(\nu t - \frac{x}{\lambda}\right) + A\cos 2\pi\left(\nu t + \frac{x}{\lambda}\right)$$

$$= \left(2A\cos 2\pi\frac{x}{\lambda}\right)\cos 2\pi\nu t$$

由上式得：合成波在介质中的各点都作同频率的简谐振动。各点的振幅为 $2A\cos 2\pi\dfrac{x}{\lambda}$，与时间 t 无关，是位置 x 的余弦函数。对应于 $\left|\cos 2\pi\dfrac{x}{\lambda}\right| = 1$ 的各点振幅最大，即是两列波的振幅之和（相位相同的点），质点的振动始终加强，这些点称为波腹，对应于 $\left|\cos 2\pi\dfrac{x}{\lambda}\right| = 0$ 的各点振幅最小，合振幅为零（相位相反的点），质点的振动减弱，这些点

49

称为波节。因此在介质中形成一个强弱稳定分布的声场。空气中形成的驻波如图 9-1 所示，A 端面为声波发射器，B 端面为声波接收器，声波在 A、B 两端面间形成驻波。

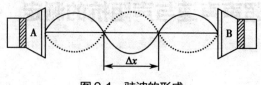

图9-1　驻波的形成

波腹处要使 $|\cos 2\pi \frac{x}{\lambda}| = 1$，应有

$$2\pi \frac{x}{\lambda} = \pm n\pi \qquad n = 0, 1, 2, \cdots\cdots$$

即波腹位于

$$x = \pm n\frac{\lambda}{2} \qquad n = 0, 1, 2, \cdots\cdots$$

同理，可求出波节的位置是

$$x = \pm(2n+1)\frac{\lambda}{4} \qquad n = 0, 1, 2, \cdots\cdots$$

可见相邻两波腹或两波节之间的距离都是半波长。

在驻波中，根据质点位移、声压表达式，得出波腹处的声压最小，波节处声压最大，故可从 B 端面处声压的变化来判断驻波是否形成。当 A、B 两端面间的距离为 $x_n = n(\lambda/2)$ 时 B 端面处波节的声压最大（用毫伏表观察），此时系统 A、B 两端面间形成驻波。移动 B 端面接收器，增大 A、B 两端的距离，B 端面处的声压将减小，直到系统 A、B 两端面间的距离增大到 $x_{n+1} = (n+1)(\lambda/2)$ 时 B 端面处的声压又达到最大，此时 A、B 两端面间又形成驻波。所以，测得相邻不间断的各个波节（或波腹）的位置 $x_1, x_2, \ldots, x_{12}$，用逐差法处理数据，求出 Δx 的平均值，即可得到声波的波长

$$\lambda = 2\overline{\Delta x} \tag{9-2}$$

将式（9-2）代入式（9-1）中可计算声速 c。本实验的声波频率并不十分高，属准超声，它可在空气中传播，且可形成驻波，便于测量，故同样可采用上述方法测其声速。

2．声波声速理论值的计算　声波在弹性介质中传播的速度，不仅由介质的物理性质所决定，而且还与温度有密切关系。声波在理想气体中的传播速度为

$$c = \sqrt{\gamma \frac{RT}{M}}$$

式中 γ 为定压比热容与定容比热容之比，$R = 8.314\mathrm{J \cdot mol^{-1} K^{-1}}$ 为摩尔气体常数，T 是热力学温度，M 是分子量。由此可见，理想气体中声速与介质热力学温度的平方根成正比，而与声波的频率、介质的压强无关。可见，温度是影响空气中声速的主要因素。如果忽略空气中的水蒸气和其他杂物的影响，在 0℃（$T_0 = 273.15\mathrm{K}$）时的声速

$$c_0 = \sqrt{\gamma \frac{RT_0}{M}} = 331.45\mathrm{m \cdot s^{-1}}$$

在 t℃时的声速

$$c = \sqrt{T \frac{\gamma R}{M}} = \sqrt{(273.15 + t) \frac{\gamma R}{M}}$$

$$= \sqrt{273.15 \frac{\gamma R}{M}} \cdot \sqrt{1 + \frac{t}{273.15}} = c_0 \sqrt{1 + \frac{t}{273.15}} \tag{9-3}$$

式中 t 是摄氏温度。由式（9-3）可计算任一温度 t 时声速的理论值。也可不通过计算在表9-1中直接查找不同温度下空气中声速的理论值。

3．测定空气的声阻抗　介质的声阻抗 Z 是声介质的力学量,在声波的传播中起重要作用。声阻抗定义为声压与声振动速度之比,当声压与声振动速度同相位时,声阻抗为声阻。即

$$Z = \rho \cdot c \tag{9-4}$$

由于声速 c、密度 ρ 与温度有关,故声阻抗也与温度有关。

4．两个同频率、同振幅、互相垂直的谐振动的合成　设有一个质点同时参与两个同频率、同振幅、互相垂直的谐振动,它们的振动方程分别为

$$x = A\cos(\omega t + \varphi_1)$$
$$y = A\cos(\omega t + \varphi_2)$$

合并两式消去 t,得合振动轨迹方程

$$x^2 + y^2 - 2xy\cos(\varphi_2 - \varphi_1) = A^2\sin^2(\varphi_2 - \varphi_1) \tag{9-5}$$

一般来说,这是个椭圆方程。图9-2表示相位差为某些特殊值时合成振动的轨迹,即合振动在一直线、椭圆或圆上进行,这些不同的轨迹就是李萨如图形。轨迹的形状和运动方向由分振动振幅的大小和相位差决定。

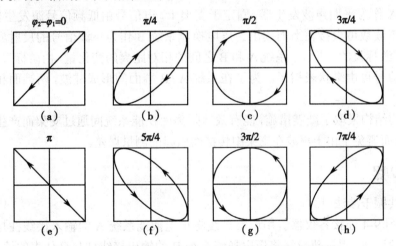

图9-2　两个同频率、同振幅、互相垂直的谐振动的合成

由波动理论可知,若发射器 A 与接收器 B 的距离为 L,则发射器 A 处的波与接收器 B 处的波相位差为

$$\Delta\varphi = 2\pi \frac{x}{\lambda}$$

当形成稳定驻波时

$$x = n\frac{\lambda}{2} \qquad n = 0, 1, 2, 3, \cdots\cdots$$

则
$$\Delta\varphi = n\pi$$

即 $\qquad\qquad\qquad\qquad \Delta\varphi = 0, \pi, \cdots\cdots, n\pi$

实验时通过改变距离 x，用示波器观察李萨如图形可知 $\Delta\varphi$ 的变化，当相位差改变 π 时，相应 x 改变半个波长。由此可求出波长 λ，再由式（9-1）求出声速 c。

仪器介绍

超声声速测定仪是由压电换能系统 A 和 B、游标尺、固定支架等部件组成，如图 9-3 所示。压电换能系统是将声波（机械振动）和电信号进行相互转换的装置，它的主要部件是压电换能片。当输入一个电信号时，系统便按电信号的频率作机械振动，从而推动空气分子振动产生平面声波。当系统受到机械振动时又会将机械振动转换为电信号。

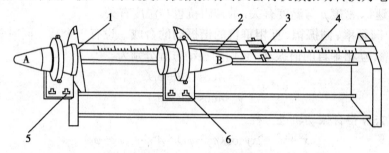

图9-3 超声声速测定仪
1. 声波信号发生器；2. 声波信号接收器；3. 游标尺附尺；4. 游标尺主尺；
5. 信号输入插孔；6. 信号输出插孔

系统 A 作为平面声波发生器，固定于支架上，电信号由低频信号源发生器输入，电信号的频率读数可直接在上面读出。压电换能系统 B 作为声波信号的反射界面和接收器，固定于游标尺的游标上，系统 A 和 B 之间的相对距离的变化量，由游标尺直接读出，转换的电信号可由毫伏表指示。为了在系统 A、B 端面间形成驻波，两端面相向且必须严格平行。

支架的结构采取了减震措施，能有效地隔离两换能系统间通过支架而产生的机械震动耦合，从而避免了由于声波在支架中传播而引起的测量误差。

内容与步骤

一、共振干涉法

1. 按图 9-4 连接各仪器。用屏蔽导线将压电换能系统 A 的输入接线柱与低频信号源的输出端连接，用屏蔽导线将压电换能系统 B 的输出接线柱与毫伏表的输入端连接。连接时注意极性，将红端与红端相连、黑端与黑端相连。

2. 调整系统 A 固定卡环上的紧定螺丝，使系统 A 的端面与游标尺游标滑动方向垂直。锁定后再将系统 B 移近系统 A，同时调整其固定卡环上的紧定螺丝，使系统 B 的端面与系统 A 的端面严格平行。调整好两个换能系统的位置后，拧紧两个紧定螺丝，并保持换能系统位置固定。移动游标，使两个换能系统端面靠近，但不可接触，否则会改变发射换能系统的谐振频率。

3. 合上仪器电源开关，调整频率调节旋钮，同时观察系统 A 的谐振指示灯，当指示灯亮度最大时，系统 A 处于谐振状态，即有声波输出。仪器面板上五位荧光数码管在停止计数时的显示值，即为输出信号的频率数。毫伏表的量程开关先置于 3V 挡，然后根据需要再作适当调节。

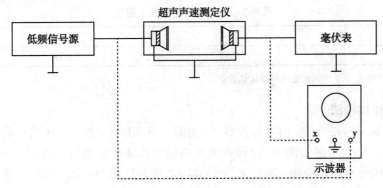

图9-4　实验装置图

4. 极缓慢地调节游标尺的游标，使系统 B 缓慢地离开系统 A，同时观察毫伏表上的指示数，每当出现一个最大的指示数时，从游标卡尺上读出两系统间的距离，依次记下波节的位置 x_1，x_2，……，x_{12}，不间断地测量 12 个数据，用逐差法处理数据，求出 Δx。

5. 按实验步骤 2、3、4 重做两次，记录好各次的测量数据。按数据处理及结果中给出的方法计算超声波在空气中的声速。

6. 记录室温。由表 9-1 查出该室温下干燥空气中的声速理论值，并与超声波声速的实验值作比较，计算其相对误差。

表 9-1　不同温度下干燥空气中的声速

$t(^\circ\text{C})$	$c(\text{m}\cdot\text{s}^{-1})$	$t(^\circ\text{C})$	$c(\text{m}\cdot\text{s}^{-1})$	$t(^\circ\text{C})$	$c(\text{m}\cdot\text{s}^{-1})$	$t(^\circ\text{C})$	$c(\text{m}\cdot\text{s}^{-1})$
0	331.450	10.5	337.760	20.5	343.633	30.5	349.465
1.0	332.050	11.0	338.053	21.0	343.955	31.0	349.753
1.5	332.359	11.5	338.355	21.5	344.247	31.5	350.040
2.0	332.661	12.0	338.652	22.0	344.539	32.0	350.328
2.5	332.963	12.5	338.949	22.5	344.830	32.5	350.614
3.0	333.265	13.0	339.246	23.0	345.123	33.0	350.901
3.5	333.567	13.5	339.542	23.5	345.414	33.5	351.187
4.0	333.868	14.0	339.838	24.0	345.705	34.0	351.474
4.5	334.199	14.5	340.134	24.5	345.995	34.5	351.760
5.0	334.470	15.0	340.429	25.0	346.286	35.0	352.040
5.5	334.770	15.5	340.724	25.5	346.576	35.5	352.331
6.0	335.070	16.0	341.019	26.0	346.966	36.0	352.616
6.5	335.370	16.5	341.314	26.5	347.156	36.5	352.901
7.0	335.670	17.0	341.609	27.0	347.455	37.0	353.186
7.5	335.970	17.5	341.903	27.5	347.735	37.5	353.470
8.0	336.269	18.0	342.197	28.0	348.024	38.0	353.755
8.5	336.568	18.5	342.490	28.5	348.313	38.5	354.039
9.0	336.866	19.0	342.784	29.0	348.601	39.0	354.323
9.5	337.165	19.5	343.077	29.5	348.889	39.5	354.606
10.0	337.463	20.0	343.370	30.0	349.177	40.0	354.890

7. 根据计算所得的超声波在空气中的声速,由表 9-2 查出该温度下的空气密度,代入式(9-4)中,就可计算空气的声阻抗 Z。

表 9-2   不同温度下空气的密度

$t(℃)$	0	7	20	22	27
$\rho(kg·m^{-3})$	1.29	1.26	1.21	1.18	1.17

注:具体不同温度下空气的密度可用插值法求出

二、相位比较法

1. 在共振干涉法"实验内容与步骤"中的前三点基础上,按图 9-4 用屏蔽导线将系统 A(同时连着低频信号源的输出端)和系统 B 的输出接线柱分别与示波器 x 轴和 y 轴输入端相连接。接通示波器电源,调节 X、Y 轴衰减和增益旋钮,使示波器荧光屏上显示相互垂直的谐振动合成的李萨如图形。为了便于准确判断相位关系,将系统 A 和系统 B 调整到相位差 $\Delta\varphi=0$ 或 $\Delta\varphi=\pi$ 的位置。

2. 缓慢地旋转低频信号源频率微调旋钮或调节游标尺的附尺(系统 B 缓慢离开系统 A)。当形成稳定驻波时,两相位差为 $n\pi$,李萨如图形为一直线,记下此时游标尺上两系统间的距离;继续调节游标,依次记下波节的位置 x_1, x_2, ……, x_{12},不间断地测量 12 个数据,用逐差法处理数据,求出 Δx。如果两个分振动的频率接近,其相位差将随系统 B 的移动而连续地变化,合振动轨迹将按图 9-2 所示的顺序变化,依次循环。

3. 按数据处理及结果中的方法计算超声波在空气中的声速。

结果与数据处理

1. 超声波的声速   当自变量等间隔变化,而两个物理量之间又成线性关系时,可采用逐差法进行数据处理。x 代表每次测量值,取偶数个测量值,按顺序分成相等数量的两组(x_1, x_3, ……, x_{11})和(x_2, x_4, ……, x_{12}),取两组对应项之差,再求平均,即

$$\overline{\Delta x} = \frac{1}{6}[(x_2 - x_1) + (x_4 - x_3) + \cdots + (x_{12} - x_{11})]$$

根据式(9-2),再记录超声谐振时的频率数 ν,代入式(9-1)

$$c = \nu\lambda = \nu \cdot 2\overline{\Delta x}$$

即得超声波的声速。

2. 空气的声阻抗   记录室温 t,在表 9-2 中查出该温度下的空气密度 ρ 值,利用上面计算的 c 值,代入式(9-4)

$$Z = \rho \cdot c$$

即得空气的声阻抗 Z。

3. 超声声速相对误差为

$$E = \frac{|c - c_{理}|}{c_{理}} \times 100\%$$

注意事项

1. 测量 x 时必须轻而缓慢地调节,手勿压游标尺以免主尺弯曲而引起误差。

2．注意信号源不要短路，以防烧坏仪器。

3．两压电换能系统的端面不可接触，且严格平行。

4．使用过程中要保持输入信号电压值不变。

思考题

1．在本实验装置中驻波是怎样形成的？

2．为什么在测 x 时不测量波腹间的距离，而要测量波节间的距离？

3．为什么在测量 x 时系统 A、B 两端面要始终保持严格平行？

4．当两换能系统端面间的距离较远，接收信号又较弱，这时如果毫伏表的量程太大，不便于观察，应当如何处理？

（仇　惠）

实验十　A型超声波诊断仪的基本原理及其应用

目的

1. 熟悉 A 型超声波诊断仪的基本原理和使用方法。
2. 学会应用 A 型超声波诊断仪测量距离和介质的声阻抗。
3. 学会应用 A 型超声波诊断仪观测脑中线。
4. 加深理解超声波和超声波传播的特性。

器材

A 型超声波诊断仪、有机玻璃水槽、有机玻璃挡板、有机玻璃测试块、米尺、游标卡尺、耦合剂、墨水、医学志愿者。

原理

超声波是频率在 $20kH_z$ 以上的机械波,具有频率高、波长短,能量集中、方向性强、贯穿本领大、对人体无伤害等特点。它可以在不同介质界面上产生反射和折射(超声波诊断仪就是根据这一原理制成的)。强度为 I_i 的超声波入射至声阻抗不同的界面时,有一部分被反射,另一部分被透射。反射波的强度 I_r 与入射波的强度 I_i 之比称为声强反射系数 r_1。当声波垂直入射时

$$r_1 = \frac{I_r}{I_i} = \frac{(Z_2 - Z_1)^2}{(Z_2 + Z_1)^2} \tag{10-1}$$

Z_1、Z_2 分别为入射介质和反射介质的声阻抗,两介质的声阻抗差越大,反射越强。反之,反射越弱。

1. A 型超声波诊断仪的基本原理　A 型超声波诊断仪是利用脉冲回波原理制成的一种超声探测仪,目前主要用于颅脑的占位性病变的诊断,临床上简称 A 超。A 超显示是超声诊断最基本的显示方式,它属于幅度调制式显示方法,在荧光屏上出现的是脉冲波形,脉冲的幅度与反射波幅度成正比,脉冲之间的距离与反射面之间的距离成正比。A 型超声波诊断仪由高频振荡器、同步信号发生器、探头(换能器)、放大器、示波管(显示器)等组成。图 10-1 是其工作原理方框图。

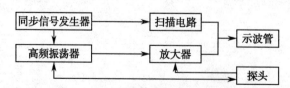

图 10-1　A 型超声波诊断仪的工作原理图

由高频振荡器发出的高频电脉冲输入探头，激励探头中的压电晶体产生逆压电效应，探头发射超声波（超声波频率随探头晶片的特性而定，超声波探头同时有接收和发射超声波的功能）。在探头发射超声波的同时，高频电脉冲加到放大器的输入端，在示波管荧光屏上显示始波脉冲。超声波入射到被测物体的表面被反射，探头接收到反射回波时，由于正压电效应，使反射回波转变成微弱的电振荡，放大后送至示波管的垂直偏转板上，在荧光屏上显示回波脉冲。同步信号发生器调节扫描电路和高频振荡器的频率，使其步调一致。同时还触发扫描电路和高频脉冲，使扫描电压加在示波管的水平偏转板上，为高频脉冲提供一时间轴，称为扫描基线。

2．A超测距的基本原理　超声波入射至声阻抗不同的界面时，产生回波的位置可根据脉冲发出并到达界面以及返回所经历的路程与声速的关系确定。声源至界面的距离为

$$L = c\frac{t}{2} \tag{10-2}$$

式中 t 为从发出超声到接收界面反射回波的时间间隔，即回波时间，c 为超声波在介质中的声速。依据不同界面的回波时间 t，可以求出不同界面与换能器之间的距离 L，这就是A超测距的理论基础。

实际测量中，超声波在探头与介质的不同界面之间可能会发生多次反射，荧光屏上会显示出很多反射回波，这是因为超声波脉冲不仅可在不同界面上被反射，而且反射回来的回波又被探头反射到被测物体的不同界面上，再一次产生回波信号，这样经过多次反射，在荧光屏上就可以看到第一次回波、第二次回波等相似的波形。一般只利用各界面的一次回波，实验时要善于区别一次回波与各次回波。

为了使用方便，仪器设有专门标距电路，并产生周期为13.3微秒的标距脉冲，直接从荧光屏上显示一系列时标，相当于水中距离1cm（大时标周期为66.5微秒，相当于水中距离5cm），这样就可通过测量屏上回波与始波的时标数来得到所测量水的深度。超声波在水中的传播速度为 $1450\mathrm{m \cdot s^{-1}}$（人体软组织中的传播速度为 $1480\mathrm{m \cdot s^{-1}}$，与水接近）。如用A超测量含水丰富的人体软组织，也可以直接以时标数求得探测深度。如果时标数为 n，则有式（10-3a、10-3b）

$$L = 1n\,(\mathrm{cm}) \tag{10-3a}$$

或
$$L = 5n\,(\mathrm{cm}) \tag{10-3b}$$

式（10-3a）用的是小时标，式（10-3b）用的是大时标。

如果被测物不是水或人体软组织，由于其声速与水不同，此时声波在水中所产生的回波间隔与在被测物中产生的两回波间隔相同时，由（10-2）式可知，两界面的距离分别为：$L_1 = c_1\frac{t}{2}$，$L_2 = c_2\frac{t}{2}$，二式相比有

$$L_2 = L_1\frac{c_2}{c_1} \tag{10-4}$$

式中 c_1 和 c_2 分别为在水中及被测物中的声速，L_1 为水中传播距离，L_2 为被测物的厚度。

根据超声波传播和反射的原理，从被测物的超声回波图，可以分辨出被测物是实质性、囊性和气体这三种基本形式。与时标相结合，则同时可以确定被测物的位置、大小和深度。

3．声阻抗的测量　用超声波垂直入射条件下的声压反射系数，可计算出介质的声阻

抗。如图 10-2 所示，先利用已知声阻抗 Z_0 的液体介质（如水），测得水与空气交界面反射幅度。由于空气和水的声阻抗相差很多，所以产生强反射，设反射声压为 P_{r0}。如果忽略超声在水中传播时的损耗，则反射声压 P_{r0} 和入射声压 P_i 应基本相同。

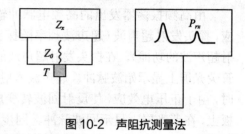

图 10-2　声阻抗测量法

将被测介质代替空气，测出反射幅度 P_{rx}，由平面波在垂直入射时的声压反射系数 r_p 的计算式

$$r_p = \frac{P_r}{P_i} = \frac{P_{rx}}{P_{r0}} = \frac{Z_x - Z_0}{Z_x + Z_0} \tag{10-5}$$

则

$$Z_x = \frac{(1 + r_p)}{(1 - r_p)} Z_0 \tag{10-6}$$

利用这种方法，可以很方便地测出某介质的声阻抗。但其测量的精度，受测量时的条件影响很大，如探头使声束垂直入射的条件满足程度、超声是否是平面波，介质本身是否满足比波长大很多的条件等。作为一种精度不高的测量方法是可以采用的。

4．观测脑中线　利用超声波在不同介质界面上产生反射和折射的特性，可检测脑中线回波和脑中线位置。所谓脑中线回波（M-E）是来自颅内组织矢状正中面的超声反射波。脑中线回波的反射源包括：透明隔、第三脑室、松果体、半球间裂以及大脑镰等，但脑中线回波主要来自第三脑室。如超声投射位置稍向前后移动，也可分别获得透明隔和松果体的中线回波。

图 10-3 为通过乳头体的颅脑冠状切面，显示由耳郭正上方投射声波途径中所存在的各种反射源。声波首先遇到耳郭正上方颞骨，颞骨内侧面尽管凹凸不平，但骨质菲薄，故有声波衰减较少的优点。其次从声波反射界面的投射角度来看，图中"o"处可获得最好的反射波，"Δ"和"×"处则分别获得中度和轻度的反射波。但如改变声波方向，这种情况就必然发生变化，尽管颅内的各种组织的声阻抗各不相同，但仅从投射角度来辨别它们，仍不一定完全正确。实际上大脑皮质、基底节、丘脑、白质乃至肿瘤和血肿等的阻抗差别是相当微细的，但第三脑室的反射波仍是仅次于对侧颅骨内板的最大反射波。

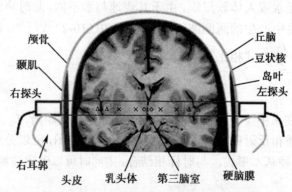

图 10-3　经颞部投射超声波的反射源（o Δ ×）的位置（通过乳头体的颅脑冠状切面）

图 10-4 为从耳郭正上向对侧对称部位投射声波时的单线脑回波。左端波幅较短的波形与头皮、颞肌、颞骨内侧面等声波的多重反射，称为进波（I-C）；中央波为中线回波（M-E）或中线波，通常为单波，是第三脑室的反射波，有时表现为复波；右端称为底波（B-E），为对侧颞骨内侧面来的反射波。

正常人进波起点与中线波起点之间的距离 a 必然大于中线波起点至底波起点之间的距离 b，因为进波之起点即振动头在头皮上的位置。进波中附加了头皮，颞骨等的厚度，就必然增大了距离。从单线脑回波图上测定第三脑室有无移位时，由于不可了解头

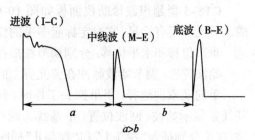

图 10-4 两侧颞部之间的单线脑回声图
$a=b+$（头皮、颞肌、颞骨）的厚度

皮、颞肌的厚度，就有必要分别从两侧颞部测量 a 和 b 的距离，通过对照它们的差别再推测中线波有无移位。应用两个探头在左右颞部同时按上振动头，这样使两个回波图同时在示波管上描记出来，称为双探头双线法。

图 10-5 中右探头所得回波图为正像，左探头所得回波图为倒像，这样分别从左右来的回波图便可同时在示波管上描出。此法可以同时在示波管上测出两侧颞部到中线波的长度；如两个中线波的起点上下一致，则表示中线波无移位，即 $x=0$；如不一致，则表示中线波有移位。上下中线波偏移距离是中线波实际移位 x 的 2 倍，由此可以检出轻微的移位。

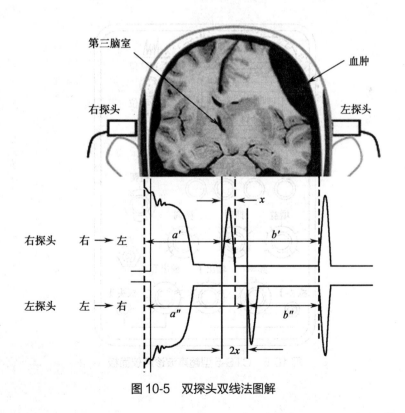

图 10-5 双探头双线法图解

仪器介绍

CTS-5 型超声波诊断仪面板如图 10-6 所示。由荧光屏、各调节旋钮及探头插孔组成。荧光屏还有标尺，它对定标起参考的作用。各旋钮作用如下：

垂直位移和水平位移：分别调节波形在荧光屏上的垂直位置和水平位置。

始波位置：调节始波脉冲在荧光屏上的位置。

单向及双向选择：用单探头工作时，开关拨向"单向"（探头插入"探头Ⅰ"插座）。上基线则显示始波、回波位置，下基线为时标刻度。选择双探头工作时，开关拨向"双向"（两探头分别插入"探头Ⅰ"和"探头Ⅱ"插座），上基线显示探头Ⅰ的回波，下基线则显示探头Ⅱ的回波（双踪显示主要用来测脑中线的位移）。

辉度：调节扫描基线及图形的亮度。

聚焦、辅助聚焦：调节扫描基线及图形的清晰程度。

增益：调节回波的幅度。

抑制：抑制杂波，同时对波幅有影响。应配合"增益"调节，使干扰杂波基本消失而回波幅度足够大。

粗调、微调：调节深度测量范围。

频率：选择超声波频率，分为 1.25MHz、2.5MHz、5MHz 三个档次。工作时应根据被测物的性质和深度选择相应的工作频率和探头。

输出Ⅰ、输出Ⅱ：调节探头Ⅰ和探头Ⅱ发射超声波的强度。

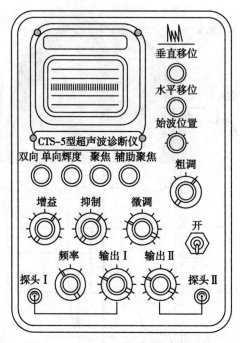

图 10-6　CTS-5 型超声波诊断仪面板

内容与步骤

1．熟悉 A 型超声波诊断仪各旋钮的作用 接通电源,将各旋钮置于正常状态,预热 2～3 分钟。屏上应出现扫描基线和始波脉冲,调节辉度、聚焦等使波形清晰,亮度适中,并居于面板上适当位置。将"增益"置于"5～6","抑制"置于"5",深度"粗调"旋钮置于"30",再调节"微调"旋钮,输出置于"10"位置,"频率选择"置于1.25MHz(或2.5MHz,或5MHz)与探头匹配。

2．测量距离

(1) 将深度粗调置于"30",调节微调,使时标宽度满意。

(2) 在水槽中放入 2/3 容积的水。

(3) 将 1.25MHz 探头与"输入"接好,将探头涂上耦合剂(液体石蜡、凡士林油或水)与水槽的一个端面耦合(探头入射面回波与始波重叠),如图 10-7a 所示。

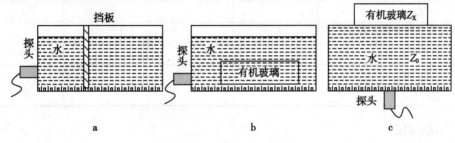

图 10-7 实验装置图

(4) 将水槽挡板放入水槽中,并分别将挡板置于距离为 A、B、C、D 处,记录显示屏上始波与回波之间的读数 n,填入表 10-1 中,由式(10-3)求出相应的值。用米尺测出探头距挡板的距离,将其作为代真值,计算每次测量的相对误差。

(5) 用 2.5MHz、5MHz 的探头,重复上述实验步骤。

3．测量待测物体边长

(1) 将待测物(有机玻璃)放入水槽中任意位置,注意被测物体端面应与探头表面平行,如图 10-7b 所示。

(2) 选用探头(1.25MHz、2.5MHz 和 5MHz),观察两端面的反射回波,记录在荧光屏上的位置,填入表 10-2 中。根据式(10-4)计算出被测量物的厚度。超声波在待测物中的传播速度由实验室给出(有机玻璃的声速为 $c = 2734 \mathrm{m \cdot s^{-1}}$)。

(3) 用游标卡尺测量上述被测物体相应边长,以此为参考值 L_0,计算测量结果的相对误差。

(4) 分别用 1.25MHz、2.5MHz、5MHz 探头测量待测物体的边长时,观察反射回波幅度的变化,熟悉超声波在传播过程中频率对超声波强度衰减的影响。

4．测量声阻抗 将水槽中放满水,如图 10-7c 所示。测出水与空气交界面反射回波幅度,将被测物体放置水槽的上方代替空气,被测物体下表面应与水面完全接触,探头表面与被测物体下表面平行,测出水与被测介质交界面反射幅度,填入表格 10-3 中。根据式(10-6)计算出被测物的声阻抗。水的声阻抗为 $Z_0 = 1.45 \times 10^6 \mathrm{kg \cdot m^{-2} \cdot s^{-1}}$。

5．观测脑中线回波

（1）调节 A 型超声波诊断仪，深度"粗调"旋钮置于"30"，再调节"微调"旋钮，输出置于"10"位置，"频率选择"置于 1.25MHz，选择的探头频率与之匹配。

（2）将两个探头涂上耦合剂，在左右颞部（成人耳郭上方 2～3cm 处，前后约 2cm 的范围内）同时按上，调节探头方向，使声束对准对侧对称部位，在示波管上观测脑中线回波。当出现进波和底波的中央附近出现的最高波形或中央附近出现数个波形时，其中上下搏动最大的波形，即可判断为脑中线波。

结果与数据处理

1．测量距离

表 10-1　探头频率：$v=$ _____MHz　　　　时标：$l=$ _____cm

挡板位置	A	B	C	D
L_0(cm)				
始波与回波间刻度数 n				
测量值 L_n(cm)				
$E=\dfrac{\lvert L_0-L_n \rvert}{L_0}\times100\%$				

2．测量厚度

表 10-2　探头频率：$v=$ _____MHz　时标：$l=$ _____cm　$c_{有机玻璃}=2734 m\cdot s^{-1}$

被测物	L_a (cm)	L_b (cm)	$L_1=\lvert L_b-L_a \rvert$ (cm)	L_2 (cm)	$E=\dfrac{\lvert L_0-L_2 \rvert}{L_0}\times100\%$
长					
宽					
高					

3．测量声阻抗

表 10-3　水的声阻抗：$Z_0=$ _____kg·m^{-2}·s^{-1}

测量次数	反射幅度 P_{r0}	反射幅度 P_{rx}	声压反射系数 r_p	声阻抗 Z_x	声阻抗平均值 $\bar{Z}_x$(kg·m^{-2}·s^{-1})
1					
2					
3					

4．观测脑中线

观测到脑中线后，用手机拍摄显示屏出现脑中线波时的画面。

注意事项

1．调节增益和抑制，尽可能使二次回波消失。

2．为使读数准确，注意始波和回波在扫描基线的位置均为前沿（或均为后沿）。

3．探头由人工晶体制成，谨防敲打、碰撞。

4．检查中线波时，首先应将超声仪的输出和增益降低，再从低输出和低增益缓缓向上调整，这样就能易于发现在回波图的中央部位首先出现的波就是中线波。请被测者尽量保持浅呼吸。声波轴向必须对准对侧对称部位，才能获得第三脑室之反射波。

思考题

1．超声测距是以超声波的哪些物理特性为依据的？

2．第一次回波的许多杂波是怎样产生的？为什么调节增益、输出、抑制可以使二次回波减小或消失？

3．超声测量中，为什么一定要在探头和被测物体表面之间涂上水或石蜡等耦合剂？

（吴小玲）

实验十一　Ａ型超声辐射特性的研究及伪像识别

目的

1．学习用Ａ型超声诊断仪测量超声回波幅度的原理和方法。

2．观察超声波在界面反射的回波幅度与界面情况的关系；分析影响回波幅度的因素。

3．深入理解单源换能器的辐射声场，比较超声脉冲宽度和声波频率对纵向分辨力的影响。

4．理解超声伪像的形成原因。

器材

超声波诊断仪、方形、长方形有机玻璃水槽各一个、有机玻璃试块、玻片（用显微镜的标本载玻片代替）和玻片架、猪的胆囊、肾脏、心脏等组织、直尺；中间有空气薄层的有机玻璃片一片、有机玻璃薄片四片、复印胶片一张、耦合剂等。

原理

一、Ａ型超声回波强度影响因素的观察

1．Ａ型超声诊断仪的性能

（1）回波幅度显示：Ａ型超声诊断仪可将反射回波的强弱以回波幅度的高度显示在荧屏上，并可通过荧光屏上的度盘刻度读出。

（2）时间增益补偿（TGC）：回波幅度的高度会由于声程不同、声波被介质吸收衰减的程度不同而受到不可忽视的影响，即导致回波幅度不能反映界面反射声波的能力，因而需要对衰减的不同进行程度不同的补偿。Ａ型超声诊断仪可对不同深度上的回波进行深度增益补偿，也称为时间增益补偿，即尽可能做到反射波因吸收衰减损失多少增益，接收后就补偿（放大）多少增益。

（3）面版旋钮"增益"和"抑制"：可改变接收回波幅度的高低。

2．影响超声回波强度的因素　　在超声波的传播探测过程中，影响超声回波强度的因素主要有：

（1）声束对界面入射角 θ_i 的大小。

（2）界面两侧介质声阻抗 Z_1 和 Z_2 的差别。

（3）界面的线度与声波波长的相对关系。

（4）界面的粗糙度。

（5）声脉冲从发射到接收所经历的时间（传播的距离），以及所通过的界面的数量。

（6）沿途通过的介质的种类以及介质内部是否均匀。

（7）超声的频率。

（8）始波的强度（由仪器的增益和抑制来调节）。

二、单源换能器辐射声场的特性及其伪像

1. 在圆活塞形单源换能器所辐射的超声场中，沿换能器轴线上声压极大值和极小值的分布如图 11-1 所示。由图 11-1 可见，近场区声压起伏剧烈，并有多处声压极小值点，因而在近场区内超声波遇到反射面时，不可能获得幅度均匀稳定的反射回波，因此近场区不利于超声成像。最后一个声压极大值所对应的长度称为超声场的近场长度，用 L 表示。

$$L = \frac{4a^2 - \lambda^2}{4\lambda} \approx \frac{a^2}{\lambda} \tag{11-1}$$

式（11-1）中 a 为圆活塞的半径，λ 为超声波的波长。显然 a 愈大或超声波频率愈高，近场区域就越长，对超声成像越不利。

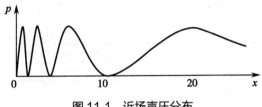

图 11-1　近场声压分布

在圆探头轴线的周围，由于声波的叠加，沿不同方向的声压以轴线为对称而起伏变化，形成一个由沿轴线方向的声束主瓣和若干旁瓣组成的声场。其中声束主瓣的半扩散角

$$\theta = \sin^{-1} \frac{0.61\lambda}{a} \tag{11-2}$$

对比式（11-1）和式（11-2），仅仅改变圆探头的半径只能顾此失彼。如果将 a 减小，盲区变短，但却使声束的指向性随之下降，这是我们所不希望的，目前改进声束特性的办法是在探头的结构上采用遮幅和聚焦等技术。

可以证明，半扩散角与近场长度之间的关系如图 11-2 所示。可通过实验的方式近似测量圆探头辐射声场的半扩散角。

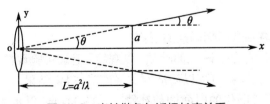

图 11-2　半扩散角与近场长度关系

2. 成像系统的分辨力是决定图像质量的主要因素，它是由超声束的性能决定的。声波频率和声束的截面线度决定了成像系统的纵向分辨力、横向分辨力和厚度分辨力。纵

向分辨力是指超声束分辨沿轴线方向上两个小物点的能力，即

$$纵向分辨力 = \frac{1}{可区分的沿声轴方向上两点间的最小距离\Delta x}$$

如图 11-3 所示，若由 B 处反射的脉冲波 bb' 前沿 b 恰与 A 处反射的脉冲波 aa' 的后沿 a' 首尾相接，探头有可能分别接收到两个脉冲，A 与 B 刚刚能被分辨，则 A 与 B 间的距离即为 Δx，所以

$$\Delta x = \frac{c\tau}{2} \tag{11-3}$$

式（11-3）中 c 为声速，τ 是声波的脉冲宽度。

由于脉冲宽度 τ 与脉冲的最大能量发射频率 f_0 有如下的关系

$$\tau = 1/f_0 \tag{11-4}$$

故 f_0 越高，系统的纵向分辨力也越高。

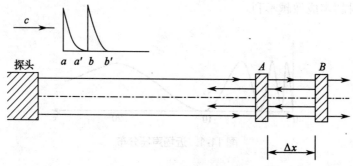

图 11-3　纵向分辨力示意图

3. 医学超声诊断设备大都采用了脉冲回声技术，而在超声成像中由于诊断对象的组织结构特点和超声本身的物理特性等方面的原因会产生伪像。伪像可因发生的条件不同而有多种，如多重反射伪像、声影、侧壁失落等。本实验通过人为设置超声伪像的产生条件，利用 A 型超声诊断仪，通过观察回波的位置、回波的多少、回波的缺失或回波幅度等现象来理解 B 超辉度断层成像中出现的伪像，为识别和利用超声伪像打下基础。

仪器介绍

同实验十。

内容与步骤

一、A 型超声回波强度影响因素的观察

本部分实验内容带有自主研究的性质，以观察、记录实验现象为主。要求将观察到的现象以图示的方式记录，并可配以简洁的文字说明、报告结果。

1. 观察 A 型超声诊断仪的时间增益补偿　如图 11-4a，以水为介质（与人体脏器比较超声波在水中的衰减系数最小，为 0.0022dB·cm^{-1}），用玻片在探头前不同距离 s 处每隔 1cm 取一点，测量回波高度 h，将测量数据记录于表 11-1 中。描绘 h-s 曲线，并对曲线的走向给以解释（理解后壁增强效应发生的原因）。

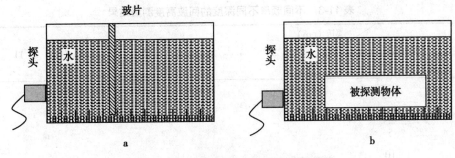

图 11-4　回波强度影响因素实验装置图

表 11-1　不同深度的回波高度测量结果

深度 s（cm）	3	4	5	6	7	8	9	10	11	12
回波高度 h（cm）										

2．观察几种不同介质界面及非均匀介质内部声波的反射及透射情况　如图 11-4b，将备好的玻片和几种不同的生物组织分别放入有机玻璃水槽中，注意让超声垂直入射，并使其前反射面与探头之距不小于 3cm。观察荧屏回波情况，将观察结果记入表 11-2，分析结果并讨论。

注意：为便于比较各不同界面的回波幅度，"增益"和"抑制"两旋钮的位置应先作初选，使之便于在相同的放大倍数下对各界面进行观察和比较。

表 11-2　不同介质的反射测量结果

介质编号及界面	1（玻片）	2（切割表面）	3（天然组织表面）
探头发射面与第一反射面距离（cm）			
"增益"指示 "抑制"指示			
第一反射界面回波峰高（cm）			
第二反射界面回波峰高（cm）			
两峰之间不规则弱小回波的数量及 高度（cm）			
其他现象〔图示和（或）文字描述〕			

3．观察不同频率超声对探测深度和回波强度的影响　在相同增益和抑制条件下，用不同频率探头发射超声波，以水为介质，用玻片在探头前不同距离 s 处每隔 1cm 取一点，测量回波高度 h，将测量数据记录于表 11-3 中，然后描绘 h-s 曲线，比较不同频率的 h-s 曲线，分析结果并讨论。

二、A型超声辐射特性的研究及伪像识别

调节超声波诊断仪使之处于正常工作状态。将深度"粗调"置于 1，调节深度"微调"，使时标一格对准刻尺一大格，此时时标每格代表 1cm。以下各实验步骤，仪器均处于此工作状态。

表 11-3　不同频率不同深度的回波高度测量结果

回波高度（cm）　　深度（cm） 频率（MHz）	3	4	5	6	7	8	9	10	11	12
1.25										
2.5										
5										
10										

注：可根据实验所用超声诊断仪的频率设定所需的不同频率

1．半扩散角的测定

（1）在底部贴有坐标纸的方形有机玻璃水槽中注入适量的蒸馏水。

（2）探头涂液体石蜡后紧贴水槽外部中间处固定不动（完成实验步骤 1 前探头不能移动）。

（3）在离探头距离 x 为 4cm 处的水槽内放置有机玻璃片，并与探头垂直。沿 y 方向上、下移动有机玻璃片，直到反射回波消失为止，同时分别以有机玻璃片的下、上两个边缘为中心，旋转有机玻璃片，如果没有回波，说明此时玻片处于近场区内。记下反射回波消失时有机玻璃片上、下两个边缘之间的距离 y_1，并记入表 11-4 中。

（4）将有机玻璃片沿 x 方向逐渐移离探头，重复步骤（3），直到旋转有机玻璃片观察到回波为止，此时探头距有机玻璃片的距离 x_1 约为近场长度，记下该距离于表 11-4 中。

（5）在步骤（4）的基础上，将有机玻璃片沿 x 方向继续移离探头 2cm，沿 y 方向上、下移动有机玻璃片，直到反射回波消失为止，同时分别以有机玻璃片的下、上两个边缘为中心，旋转有机玻璃片，观察到最大反射回波时，沿垂直于玻片法线方向向下平移玻片至回波消失为止，记录下有机玻璃片上、下两个边缘之间的距离 y_2，并记入表 11-4 中。

（6）根据实验数据，按公式 $\theta=\arctan[(y_2-y_1)/2\times 2]$ 计算出半扩散角，并与理论计算值 $\theta=\arcsin(0.61\lambda/a)$ 比较。同时将近场长度的测量值 x_1 与理论值 L 做比较。

表 11-4　半扩散角的测定

y_1（cm）	x_1（cm）	y_2（cm）	测量值 θ	理论值 θ

2．纵向分辨力的测定

（1）将方形水槽换成外侧带有标尺的长方形水槽，将 2.5MHz 的探头涂上液体石蜡后置于标尺刻度为零的长方形水槽外侧密接。

（2）在距离探头 7cm 处放置一带有空气薄层的有机玻璃片 1，并使之与探头垂直，如图 11-5 所示。

（3）将与带有空气薄层的有机玻璃片等大的复印胶片 2 置于距离探头 6cm 处的长方形水槽中，并使之与探头垂直，观察两个界面的回波情况。

（4）将片 2 逐渐向片 1 推进，直到两片的反射回波重叠，记下两片之间的距离 Δx 于表 11-5 中。

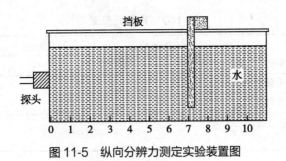

图 11-5 纵向分辨力测定实验装置图

表 11-5 纵向分辨力的测定

2.5 (MHz)	Δx(mm)	纵向分辨力(mm^{-1})	5.0 (MHz)	Δx(mm)	纵向分辨力(mm^{-1})
结论					

（5）根据公式 $1/\Delta x$ 计算出 2.5MHz 探头的纵向分辨力。

（6）将探头换成 5.0MHz 后，重复步骤（1）～（5），计算纵向分辨力。

（7）比较频率的变化对纵向分辨力的影响。

3. 超声伪像的模拟

（1）多重反射伪像

1）将带有空气薄层的有机玻璃片置于长方形水槽中距离探头 3.0cm 处，并使之与探头垂直。适当调节"增益"和"衰减"旋钮，使屏幕上出现多个清晰回波，记录下所观察到的各回波间的距离和回波个数于表 11-6 中。

2）将带有空气薄层的有机玻璃片先后移至距探头 2.0cm 和 4.0cm 处，并使之与探头垂直。观察回波个数及各回波之间距离的变化情况并记录于表 11-6 中。

3）总结所观察到的实验现象。

表 11-6 多重反射伪像

有机玻璃片距探头 2.0cm		有机玻璃片距探头 3.0cm		有机玻璃片距探头 4.0cm	
回波个数	回波间距（cm）	回波个数	回波间距（cm）	回波个数	回波间距（cm）
结论	各回波间距分布特点： 距离减小，回波变化： 距离增加，回波变化：				

（2）声影

1）如图 11-5 所示装置，将中间有空气薄层的有机玻璃片 2 置于距离探头 7.0cm 处并与探头垂直。记录回波位置于表 11-7 中。

2）将另外两有机玻璃片（不含空气薄层）1、3 分别置于距离探头 6.0cm 和 8.0cm 处并均与探头垂直，记录回波情况。

3）撤掉中间有空气薄层的有机玻璃片 2，记录所观察到的回波情况于表 11-7 中。

4）总结所观察到的实验现象。

表 11-7 声影的观测

有机玻璃片		1（6.0cm）	2（7.0cm）	3（8.0cm）
回波情况及位置（cm）	步骤1	/		/
	步骤2			
	步骤3		/	
结论	形成声影的条件：			

（3）界面失落现象与超声沿直线传播物理假定的验证

1）在方形水槽中距离探头 5.0cm 和 7.0cm 处分别放置有机玻璃片 1 和 2，并均与探头垂直。观察并记录回波情况于表 11-8 中。

2）保持有机玻璃片 2 不动，缓慢转动有机玻璃片 1，直到回波 1 消失，观察并记录有机玻璃片 2 的回波情况于表 11-8 中。

3）取走有机玻璃片 1，观察并记录有机玻璃片 2 的回波情况于表 11-8 中。

4）总结观察到的实验现象。

表 11-8 界面失落现象与超声沿直线传播物理假定的验证

步骤	1	2	3
回波1（cm）		消失	无界面
回波2（cm）			
结论	1. 界面失落现象可以用来说明球形界面的何种伪像？		
	2. 超声波在人体内沿直线传播的物理假定是否合理？		

（4）多途径反射伪像

1）将有机玻璃片 1 置于方形水槽中与探头相距 4.0cm 处，并与探头垂直。观察并记录回波 1 位置于表 11-9 中。

2）转动有机玻璃片 1 至回波消失为止。

3）在有机玻璃片 1 反射回波的方向上放置中间带有空气薄层的有机玻璃片 2，调整界面 2 方向，直到重新在屏幕上观察到反射回波 2 为止。记录此时反射回波 2 的位置于表 11-9 中。

4）保持界面 2 位置不变，取走有机玻璃片 1，观察回波变化情况。

5）总结观察到的实验现象，记录于表 11-9 中。

表 11-9 多途径反射伪像

回波1位置（cm）	回波2位置（cm）	回波变化情况
总结		

注意事项

1. 为便于比较各不同界面的回波幅度，"增益"和"抑制"两旋钮的位置应先作初选，使之便于在相同的放大倍数下对各界面进行观察和比较。

2．模拟多重反射伪像的界面必须是强反射界面。

3．观察声影可以是强反射界面也可以是强吸收介质。

思考题

1．在观察和比较不同界面的回波情况时，应如何配合使用"增益"和"抑制"旋钮，才能利于比较和观察？

2．从不同介质的界面上反射的声波强度大小与哪些因素有关？

3．可否根据 A 型超声波诊断仪中多重反射伪像的成像特点推断出 B 型超声波诊断仪多重反射伪像的声像图分布特点？

（王亚平）

实验十二　B型超声显像仪的基本原理及其应用

目的

1. 了解 B 型超声显像仪成像的物理原理。
2. 学习 B 型超声显像仪的使用。
3. 比较 B 型超声与 M 型超声成像原理的异同，观察 M 型超声心动图。
4. 观察人体主要脏器切面声像图。

器材

CTS-285B 型便携式超声显像诊断仪、耦合剂、清洁纸、自制模型、游标卡尺。

原理

一、B 超成像原理

超声显像仪能够显示体内病灶的物理依据是由于人体内各组织器官的声阻不同，当超声波在这些组织和器官里传播的时候，在以不同的声阻划分的界面上发生反射和折射等物理现象。这就使得超声探头所接收到的超声波携带大量关于人体内的各个组织和器官以及病灶的形态学信息。将这些信息转化成人体的各种图像在显示器上显示出来，就是我们通常所说的超声成像。

B 型超声波诊断仪的成像方式为二维辉度调制。如图 12-1 所示，同步电路产生的同步信号作用于发射电路，使之受到触发产生高压电脉冲，电脉冲激励换能器（探头）发射超声波。超声波在人体软组织中以纵波形式传播时，遇到声阻抗不同的大界面形成反射波与折射波，超声探头接收来自不同深度界面的反射回波信息，沿显示器的时间轴 Y 轴与图像上的一个个光点相对应，而光点的亮度则是由回波幅度线性控制，通过接收电路

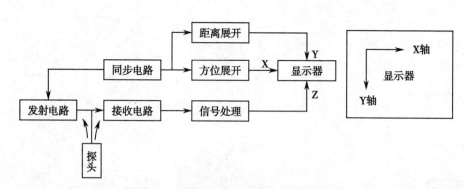

图 12-1　B 型超声诊断仪成像原理方框简图

和信号处理系统将转换成电信号的回波信息加在显示器的 Z 轴上,最终以辉度调制的方式将回波信息呈现在深度扫描线的相应位置上。深度扫描线是受同步电路产生的同步信号触发,提供表示声束传播距离的垂直扫描线。为得到二维辉度调制的断层图像,在同步信号触发下,在 X 轴偏转板加水平帧扫描电压,以保证每条扫描线和声线的实际位置严格对应,再现真实的断层图像。

二、M超成像原理

M 型超声显像仪(简称 M 超)又被称为超声心动仪,是在 A 型超声的基础上发展起来的超声成像技术,适用于观察心脏的运动状态。

M 型超声显像仪与 B 型超声显像仪同为辉度调制型,并将深度扫描信号加到纵轴偏转板上,通过回波信号距探头顶部的距离来表示被测组织声界面的深度。同时在水平偏转板上施加一个慢时间扫描电压,使得显示屏的水平方向代表扫描过程的时间。这样,显示屏上最终显示出来的是一幅反映反射界面深度与界面两侧介质性质的活动曲线图,代表了超声束与反射界面交接点随时间的运动轨迹。

三、人体超声图像基本断面和图像方位

1．常用的超声断面　B 超常用的断面有四种:纵断面(矢状断面)表示扫查平面由前向后,并与人体长轴平行;横断面表示扫查平面与人体长轴垂直;冠状断面表示扫查平面与人体额状面平行;斜断面表示扫查平面与人体长轴成一定角度。

2．图像方位　在图像方向与探头扫描方向一致的情况下,超声图像的方位标准见表 12-1。

表 12-1　超声图像的方位标准

代表方位	横断面	纵断面	冠状断面	
			左侧断面	右侧断面
图像左侧	人体右侧	人体头侧	人体头侧	人体头侧
图像右侧	人体左侧	人体足侧	人体足侧	人体足侧
图像上方	邻近探头人体浅部	邻近探头人体浅部	人体左侧	人体右侧
图像下方	远离探头人体深部	远离探头人体深部	人体右侧	人体左侧

仪器介绍

1．仪器组成　CTS-285B 便携式超声显像诊断仪由主机和探头两部分组成。主机包括超声波收发器、数字扫描变换器、主控制器、操作面板、显示器和电源;探头为发、收两用型,可以是凸阵、扇形扫描,也可以是矩阵、线形扫描。

2．主要性能指标　显示模式:B、B/B、B/M、M 四种可选,本实验选用 B、B/B、B/M 模式;图像灰阶:256;图像倍率:×1.0、×1.2、×1.5、2.0 四挡可选,除 ×1.0 挡外,其他挡位可通过"图像移动"使图像沿垂直方向移动;图像反转:上下翻转、左右翻转、黑白反转;聚焦方式:可变孔径、多段聚焦和声透镜聚焦,分为近场、中场、远场₁、远场₂分段可选;图像处理:前处理、帧相关处理(帧相关四级可选、边缘增强两级可选)、灰度变换(灰

阶曲线八种可选)、内插等；增益：0～99（数字）；测量功能：距离、面积、容积、角度、时间、妇产科、心功能等，测量结果自动显示，本实验主要应用测距功能。

3．面板结构 包括前面板、操作面板、后面板三部分。

（1）前面板：由显示灰阶断层图像的显示屏、电源指示灯、电源开关、显示器亮度调节旋钮、显示器对比度调节旋钮组成。

（2）操作面板：如图 12-2 所示，操作面板包括键盘按键、"频率选择"键、"工作模式"选择键、"增益控制"旋钮、"冻结"键、"功能选择"区、"体位标记"区、"聚焦选择"键、"倍率"键、"图像移动"键、"正像、负像"键、"图像方向转换"键、"相关"键、"边缘增强"键、"γ校正"键、轨迹球、打印等。各键相关功能和操作方法参考仪器使用说明书。

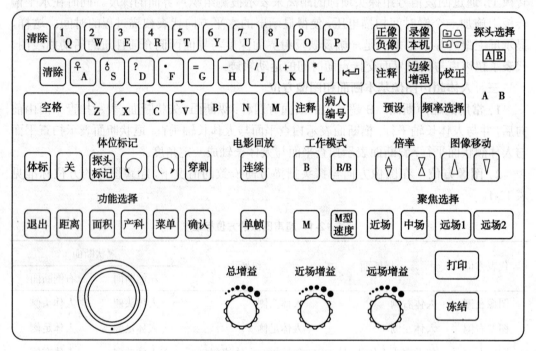

图 12-2 操作面板分布图

（3）后面板：主要由探头插座、电源输入插座、视频信号输出接口、打印控制接口等组成。

内容与步骤

1．准备 实验前仔细阅读诊断仪使用说明书，熟悉诊断仪的主要性能指标和面板结构（主要是前面板和操作面板）；了解诊断仪的使用条件、安全性能、仪器组成；学习操作面板上各键或旋钮的使用方法。

2．开机

（1）开电源：打开前面板上的电源开关，指示灯亮，10 秒后显示器进入正常工作状态，同时探头也处于解冻状态，自动开始超声扫描。预热 10 分钟。

（2）按照表 12-2 要求设置开机各项功能键初始状态。

表 12-2　开机各项功能键初始状态设置

项目	功能键	初始状态
图像冻结	"冻结"	图像解冻状态
检查模式	"B"	单 B 模式
聚焦	"近场""中场"、"远场$_1$""远场$_2$"	M, F$_1$
增强	"边缘增强"	ENH：0
帧相关	"相关"	SCC：2
γ 校正	"γ 校正"	GSC：0
体位标志显示	"体标"	不显示
探头方向	"图像方向转换"	→
显示方向	"换挡"、"图像方向转换"	正向扇形画面
倍率	"倍率"	倍率：1.0
起始深度	"图像移动"	从体表开始

开机时将总增益、近场增益及远场增益控制旋钮置于适当位置（以观察图像灰度分布均匀为宜）。

3．各项功能键的检查

（1）字符显示的检查：请按照表 12-3 所示要求进行字符显示的检查。

表 12-3　字符显示的检查

步骤	操作	检查项目及屏幕显示
1	按"病人编号"键	病人姓名、年龄等
2	按"注释"键	屏幕上应能输入各种注释
3	按"体标"键	屏幕出现各种体位标志
4	移动轨迹球选择一种体标，按"确认"键	屏幕上出现相应体位标志
5	按"探头标记"键，再按标记旋转键	探头标记作相应旋转

（2）频率选择的检查：连续按下"频率选择"键，观察屏幕右下方所显示的频率变化并记录于实验数据记录表 12-4 中。根据检查需要确定你所设置的工作频率。

表 12-4　频率选择

频率选择档次（MHz）			工作频率（MHz）	

（3）探头扫查方向与成像关系的检查：将装满水的塑料瓶置入盛有水的玻璃容器中，水面覆以保鲜膜，涂适量耦合剂。"图像方向转换"键分别在"→"状态和"←"状态下，按照表 12-5 所示进行探头方位与成像关系的检查。将检查结果以图像的方式记入表 12-5 中。并参照表 12-1 的格式，说明超声断面图像方位与实物方位之间的关系。

表 12-5　探头扫查方向与成像关系

物体方位	断面选取与成像	探头方位	
		→	←
上 前　后 下	纵断面成像		
上 右　左 下	横断面成像		

（4）超声发射 / 接收的检查：利用步骤（3）的实验装置，在解冻状态下，按照表 12-6 所列内容进行超声发射 / 接收的检查，并将表 12-6 中步骤"1"的实验结果记入表 12-7 中。

表 12-6　超声发射 / 接收的检查

步骤	操作	检查项目及屏幕显示
1	"B"模式下调节各增益旋钮	确定改变增益对图像的影像调节有效
2	"B"模式下按"B/B"键	实时图像在左半屏，右半屏无图像显示
3	再次按下"B/B"键	左半屏图像被冻结，右半屏为实时图像
4	再次按下"B/B"键	右半屏图像被冻结，左半屏为实时图像
5	按"倍率"键	观察图像放大倍率改变的范围
6	放大情况下，按"图像移动"键	显示深度的起始点发生改变
7	按"冻结"键，再按"冻结"键	图像被冻结；冻结被解除
8	分别或组合按下各聚焦选择键	观察图像聚焦部位清晰度的变化
9	按"图像翻转"键	图像能否实现水平或垂直翻转
10	按"增强选择"键	观察图像的边缘增强度变化规律
11	按"相关"键	观察图像的平滑度变化方式
12	按"正像、负像"键	观察图像黑白极性是否转换

表 12-7　增益调整对图像的影像

近场增益	现象	远场增益	现象	总增益	现象
顺时针旋转		顺时针旋转		顺时针旋转	
逆时针旋转		逆时针旋转		逆时针旋转	

4. 观察并测量自制标本的线度

（1）用游标卡尺测量光滑石块的长、宽尺寸和塑料瓶的最大外径和高度，将测得结果记入表 12-8 中。

（2）塑料瓶内置适当大小光滑石块并装满蒸馏水，在玻璃缸中倒入适量蒸馏水，用有机玻璃盒托起塑料瓶，使瓶位于缸中部偏下处。用保鲜膜覆盖水面并在保鲜膜上涂适量耦合剂。

（3）在"B"模式下适当调整探头的探查角度和方位，作标本（塑料瓶）的横切面成像。若图像不清晰，可以通过亮度、增益控制旋钮和聚焦旋钮进行调整。

（4）获得所需的清晰图像后，按下"B/B"键，使 B 模式图像显像在屏幕的左半部，再次按"B/B"键将该图像冻结。

（5）在右半屏幕上探测标本的纵切面，得到所需要的图像后，按"冻结"键，左、右两幅图像均被冻结。

（6）在冻结状态下测量左图标本横切面的直径。按"距离"键，图像区出现"＋"光标，在右侧字符区显示"D: mm"。滚动轨迹球，将"＋"光标置于需要测量部位的起始点上，按"确认"键，"＋"光标固定于起始点；滚动轨迹球（此时，右侧字符区显示数值随之变化），将"＋"光标置于需要测量部位的终点上，再次按"确认"键，测量线段被固定，并显示所测距离数值。将测得结果记入实验数据记录表格 12-8 中。

（7）在冻结状态下测量右图标本纵切面的直径和高度。无需再按"距离"键，重复步骤（6）（右侧字符区的测量值将被新数值所替代），测定标本纵切面的直径和高度。将测得结果记入实验数据记录表格 12-8 中。

（8）测量结束后，按"清除"键，清除屏幕上的测量数据。如果暂时停止检测，可按"冻结"键。

（9）仔细观察水瓶中石块声像图的特点，并在横切和纵切两种模式下测量石块的大小，将测量结果记入实验数据记录表格 12-8 中。

表 12-8　测量瓶子和石块尺寸

测量对象		卡尺测量	超声测量		切面简图	
			横切面	纵切面	横切面	纵切面
瓶子	高度（mm）		/			
	直径（mm）					
石块	长度（mm）		/			
	宽度（mm）			/		
分析误差产生的主要原因						

5. 观测人体正常肝脏的声像图

（1）请一名同学做受检者，稍偏左侧仰卧，平静呼吸，充分暴露乳头到脐之间的腹部，两手放于头的两侧，使肋间隙增宽，便于扫查。待查部位涂适量耦合剂。

（2）选用凸阵探头，根据受检者的形体选择探查频率（通常选用 3.5MHz，体型较瘦者可选用 5.0MHz）。在"B"模式下，调节仪器增益、亮度等旋钮使膈肌显示清楚，使肝脏浅表部位和深部回声均匀一致，内部呈现中低强度，均匀弥漫的点状回声；使肝静脉、下腔静脉的管腔和胆囊内基本无回声。

（3）右肋缘下扫查：探头置于右肋缘下，声束指向右肩部，缓慢摆动探头，可显示肝右叶、第二肝门及右膈顶处，如图 12-3 所示。打印所得声像图。此法扫查时受检者可"鼓肚子"或深吸气后屏气，可使图像更加清晰。

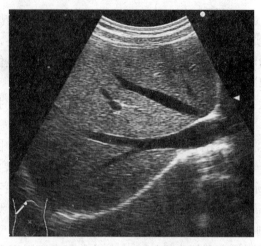

图 12-3　右肋缘扫查肝脏声像图

（4）肝右叶纵断扫查：探头在右腋后线至腹正中线间作一系列平行纵断，可获得一系列肝纵断面。可显示肝右叶与膈、下腔静脉、胰腺、胆囊、右肾等器官的关系。打印所得声像图并与上一个图像作对比。

6. 在教师指导下，用上述方法，学生在已掌握的解剖学基础上，还可观察人体正常胆囊（需空腹）和肾脏的声像图。

7. **选做项目**　观测人体正常心脏的 M 型超声心动图。

（1）请一名同学做受检者，仰卧，并于待检部位体表均匀涂抹适量耦合剂，将探头置于左侧第 3～4 肋间，与皮肤紧密接触。

（2）按下控制面板上的"M"按键，在屏幕上同时显示同一部位 B 型超声和 M 型超声的图像。此时左侧为 B 型超声图像，右侧为 M 型超声图像。

（3）缓慢移动探头并调整角度，观察两幅图像。

注意事项

1. 实验过程中探头须轻拿、轻放，严禁磕碰、水浸、随意插拔探头，用后清洁探头。

2. 不做检查时，将主机置于冻结状态；图像冻结后，将探头放回原处，避免碰撞、摩擦。

3. 使用耦合剂应适量，不宜过多或过少，实验结束后一定要用柔软洁净的卫生纸将探头上的耦合剂完全擦除。

4. 严禁仪器在未关闭电源开关时拔除或插入电源插头；若关机后需马上开机，应等待 2～3 分钟再开机，以免损坏仪器。

思考题

1. 探头与待测物体之间的距离对成像是否有影响？

2．实际应用时应如何调整探头与待测物体之间的摆位关系？

3．装满水的塑料瓶内混有空气会对实验结果产生什么影响？

4．能否用 B 型超声波诊断仪做肺和胃肠疾病的检查？

（王亚平）

实验十三　B型超声的伪像观测

目的

1. 加深对B型超声伪像形成的物理因素的理解。
2. 通过人工造模的方法观测常见B型超声伪像的声像图。
3. 在人体上完成后方回声增强效应伪像的声像图观察。

器材

CTS-285B便携式超声显像诊断仪、打印机、耦合剂、清洁纸、带刻度尺的有机玻璃水槽一个、适当大小玻璃缸一个、有空气夹层的有机玻璃挡板一块、普通有机玻璃挡板两块、游标卡尺一把、保鲜膜、光滑石块、纯净水等。

原理

由于B型超声成像是以三个物理假定为理论基础，通过超声探头接收来自不同深度界面反射回波的信息所获得的二维断层辉度调制的扫描声像图，因此，在B型超声图像的形成过程中，受成像原理、技术、方法及介质特性等主、客观因素的影响，会出现声像图与实际组织结构不同的伪像。本实验主要对以下几种人体检查中B型超声伪像形成的物理因素加以分析，并在人工造模的基础上观察其声像图。

1. 混响伪像　超声垂直照射到反射较强的平整大界面上时，超声波在探头和界面间来回多次反射，形成等距离多界面混响伪像，其回波强度渐次减少。适当侧动探头和加压，可观察到反射回波的变化，从而识别混响伪像。腹壁回声常出现混响，使膀胱的表浅部位出现假回声，如图13-1a所示。

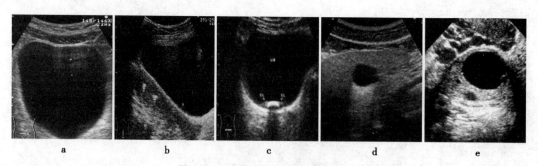

图13-1　几种典型B超伪像声像图

2. 多次内部混响伪像　超声束在器官组织的异物内来回反射，产生特征性的彗尾征声像图，利用子宫内彗尾征可以识别金属节育环的存在（图13-1b）。

3．旁瓣伪像　由主声束以外的旁瓣接收来自不同方向的反射回波所成的像。因旁瓣传播途径较主瓣长，能量又小，故对同一界面可产生在主瓣回声图形的两侧，具有浅的拱形长线。在大的胆固醇结石两侧会形成弧状线条旁瓣伪像，产生"狗耳"样伪像，如图 13-1c 所示。

4．声影伪像　扫描声束遇到强反射（含气）或强衰减（结石等）的物质时，会形成扫描声线不能到达的区域，在其后方出现条带状无回声区而形成声影，如图 13-1c 所示，结石后方的宽大暗区即为强衰减声影。

5．折射声影伪像　又称侧边回声失落伪像，如声束通过球形或椭球形结构两侧时，由于超声从低速介质到高速介质，入射角度超过临界角形成全反射，没有反射回波信号，而使其后方出现细狭纵向条状无回声的声影，如图 13-1d 所示。

6．声速失真伪像　由于超声在所测物体中传播速度与诊断仪所设标准速度（通常取 $1540m \cdot s^{-1}$）相比较差异过大而引起所成像偏大或偏小的伪像。

7．后方回声增强伪像　超声扫描成像过程中，如果声束先通过声衰减甚小的病灶或器官，使其后方回声强于同深度的周围组织，形成后方回声增强伪像，如图 13-1e 所示。

仪器介绍

同实验十二。

内容与步骤

一、开机

开机准备工作同实验十二。

二、B超伪像的声像图观察

1．混响及多次内部混响伪像的观察

（1）向侧面附有标尺、长度为 12 厘米的水槽内注入约 2/3 容积的纯净水，将带有空气夹层的有机玻璃挡板置于距探头约 5cm 处并与探头垂直，探头蘸取少许耦合剂后与水槽一端外壁面密接，如图 13-2 所示，适当调整聚焦、增益旋钮至观察到清晰像。

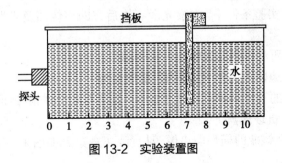

图 13-2　实验装置图

（2）冻结图像，打印所观察到的混响伪像及多次内部混响伪像。

（3）改变挡板距探头的位置，观察声像图的变化。

（4）将挡板换成不含空气夹层的有机玻璃板，重复步骤（1）～（3），观察声像图的变化并作对比。

（5）总结混响伪像及多次内部混响伪像的特点，说明该伪像的识别方法。

2．旁瓣伪像的声像图观察

（1）取一大的玻璃缸，放入约三分之二容积的蒸馏水，将图 13-2 中的有机玻璃盒口向下放入玻璃缸中，盒上放置一块较大的、表面光滑的石块模拟纯胆固醇结石，结石距水面约 8cm。

（2）水面用保鲜膜覆盖，涂适量耦合剂于保鲜膜上，图像解冻后，探头通过保鲜膜对光滑石块进行扫查，至找到光滑石块形成的弧状线条旁瓣伪像止。

（3）冻结图像，打印所观察到的旁瓣伪像。

（4）根据"披纱"状伪像形成的原理，设计合适的界面，观察其声像图并做记录。

3．强反射声影的声像图观测

（1）如图 13-2 所示实验装置，将带有空气薄层的有机玻璃挡板 2 置于距探头约 8cm 处（以减小混响伪像的影响），解冻图像，观察第一个反射回波的位置，并测量该反射回波（挡板 2）距探头的距离，记录于表 13-1 中。

（2）在距探头约 6cm 处放置一薄有机玻璃挡板 1，观察声像图的变化；适当平移该挡板 1，观察声像图的改变。测量挡板 1 和 2 距探头的距离，记录于表 13-1 中。

（3）另取一挡板 3 置于带有空气薄层的有机玻璃挡板 2 后，距探头约 10cm 处，观察声像图的变化；适当改变挡板 3 距探头的距离，观察声像图的变化。测量各界面距探头的距离，记录于表 13-1 中。

（4）分析表 13-1 的测量结果，总结强反射声影形成的物理因素。

表 13-1　强反射声影的声像图观测

步骤	挡板 1（cm）	挡板 2（cm）	挡板 3（cm）
（1）	/		/
（2）			/
（3）			
（4）		/	

4．强吸收声影的声像图观察

（1）在步骤 2 的实验条件下，观察光滑石块后方的声像图及光滑石块下方有机玻璃盒界面的声像图。

（2）冻结并打印所观察到的强吸收声影伪像。

5．折射声影（侧边回声失落）伪像的声像图观测

（1）将步骤 2 中的有机玻璃盒口朝上放置，光滑石块换成横截面为圆形的软塑料瓶，瓶内装满甘油置于有机玻璃盒上。

（2）解冻图像，做该瓶的横切面声像图扫查，可观察到如图 13-1d 所示的侧边回声失落伪像，即折射声影。

（3）冻结并打印该伪像声像图。

6．声速失真伪像的声像图观测

（1）将步骤 5 中的圆软塑料瓶换成三个等大的圆形软塑料瓶（可用空的胶水瓶，直径大约 5cm），分别装入盐水、无水乙醇和甘油。

（2）解冻图像，分别做三个瓶子的横切面和纵切面声像图扫查，图像冻结，测量瓶子的直径，记录测量结果于表 13-2 中。

（3）用游标卡尺直接测量瓶子的直径大小，记录测量结果于表 13-2 中，此结果作为瓶子直径的真值。

（4）比较测量值与真值，说明形成误差的原因（机内设定标准声速为 1540m·s^{-1}）。

（5）根据机内设定超声波在人体内传播的标准声速及表 13-2 的测量数据，计算超声波在盐水、乙醇及甘油中的传播速度，将所得结果记入表 13-2 中。

表 13-2　声速失真伪像的声像图观测

瓶子直径（cm）	盐水	乙醇	甘油
图像测量			
卡尺测量			
计算声速			

7. 后方回声增强伪像的声像图观察

（1）受检者需空腹，图像解冻后于右肋缘下斜向上探查胆囊声像图，可观察到后方回声增强效应。

（2）图像冻结并打印。

注意事项

同实验十二。

思考题

1. 形成 B 超伪像的物理机制是什么？

2. 请你根据切片厚度伪像、多途径反射伪像的产生机制，设计观察该伪像声像图的实验方法和步骤。

（王亚平）

实验十四　透射式超声 CT

目的

1. 了解透射式超声 CT 的成像原理。
2. 掌握透射式超声 CT 成像仪的测量方法。

器材

PC 机、透射式超声 CT 成像实验仪、旋转式圆筒储水槽、数据采集系统及计算机辅助软件、USB 专用连接线等组成。

原理

在 X-CT 中 X 线的传播路径是直线，而超声在人体组织传播时，由于其波长较长会发生折射、衍射和散射等现象，因而超声 CT（简称 UCT）传播路径比较复杂。这使得 UCT 的理论研究和 X-CT 有所不同。

1. 透射式 UCT　以超声波的接收方式分类，超声 CT 主要有两种类型，即透射式和反射式。透射式 UCT 的超声发射器和接收器位于被测介质的两侧，根据接收透射的超声波来得到介质的信息。根据这些信息，利用图像重建算法来重建介质的图像。而反射式 UCT 的超声发射器和接收器都位于介质的同一侧，通过接收反射的超声回波来得到图像信息。

2. 无散射 UCT　成像理论忽略介质的不均匀性对声场的影响，将超声射线的传播路径看作直线。围绕介质选择多个方向发射超声波，利用类似 X-CT 中的图像重建方法来重建被测介质的声学参量（声速、衰减系数）的分布图像。目前，超声透射断层成像技术已经应用于乳腺等软组织的超声成像中，成为乳腺癌等疾病检测的重要手段之一。透射式 UCT 重建理论的一个关键问题是确定超声射线的传播路径，对重建图像质量的改进可以看作是对散射条件下传播路径的改进。

3. 透射式 UCT 的工作原理　利用超声波在传播时被物体衰减的原理，透射式超声成像实验仪通过超声换能器发射和接收信号。透射式 UCT 一般由两个相对放置的超声换能器来完成超声波的发射和接收工作。其换能器被安装在一个旋转架上，采集各个角度下的边缘位置。实验过程中由单片机自动生成数据文件，最后由成像程序调用此数据文件生成图像，得到被探测对象各断层的图像。换能器接收的电压信号送入数据采集系统，数据采集系统的另一通道采集换能器的跃变位置信息，并将数据提供给成像程序，最终利用图像重建技术在计算机的辅助下得到一个二维的断层参数分布图像。

值得注意的是，目前的 UCT 理论都是以射线理论或波动方程为依据，建立起介质的声学参量与声场(接收数据)之间的关系,然后利用各种重建算法来重建介质图像。这些理论的推导过程都存在一定的假设条件和不同程度的近似,比如,透射式 UCT 成像中要求的无散射等条件。

仪器介绍

透射式 UCT 实验装置的主要组成如图 14-1 所示。

1. 实验水槽　水槽中心的托盘上放置被测物体,支架上装有传动装置,通过电机的转动可带动滑杆完成平行移动。换能器被固定在滑杆上,通过调节可以保持两个换能器正面相对。"发射换能器"用同轴电缆接到超声波测试仪的换能器"输出"插座;"接收换能器"用同轴电缆接到超声波测试仪的换能器"输入"插座。换能器的"位置参数"通过电路转换成电压信号,送入数据采集系统。

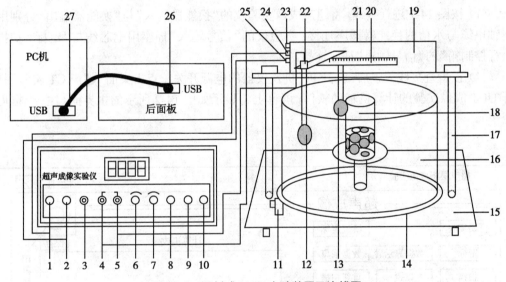

图 14-1　透射式 UCT 实验装置及连线图

1. 信号输入 / 定标信号输入;2. 定标 / 扫描输出;3. 信号放大输出;4. 输入;5. 输出;6. 幅度调节;7. 频率调节;8. 定标 / 扫描选择;9. 定标 / 扫描执行;10. 仪器电源开关;11. 旋转水槽制动器;12. 接收换能器;13. 发射换能器;14. 转盘刻度;15. 水槽定座;16. 可旋转水槽;17. 支架;18. 被测物体;19. 定标 / 扫描执行控制箱;20. 定标尺;21. 发射换能器接口;22. 接收换能器接口;23. 定标信号输出;24. 信号输出;25. 定标 / 扫描输入;26. 后面板 USB 接口;27. PC 机 USB 接口

2. 超声 CT 成像实验仪　是整个 CT 测试系统的中心,它通过发射电路以及接收电路与石英晶体换能器相连。由于晶体表面的压电效应,使它可以把机械波与振荡电路所产生的连续脉冲进行转换。在发射端,电路中的高频方波信号加在压电晶体上。由于逆压电(电致伸缩)效应晶体表面产生相应的高频机械振动,形成超声波;在接收端,由压电效应把高频机械振动波转换成电信号。因为选用了优质的换能器,保证了发射超声波的波束非常窄,方向性很好,因此其测量精度可高达毫米数量级。仪器面板上的插座 3(信号放大输出),其内部已接通,外部无须连接,只用于调试检测用。

3. 数据采集系统 由单片机组成的数据采集系统，实现计算机辅助软件控制下的自动数据采集。在实验中需要获得换能器在电压跃变时的位置信息，这就需要把位置信息转换成可供单片机处理的电信号。采用一个专门的同步机构，使滑块与分压电路相连。滑块移动时相当于滑线变阻器的滑动触点在同步移动，对应的分压比也同步变化，从而获得与位置信息相对应的电压信号。当滑杆行进过程中信号幅度发生跃变时，单片机采集到该位置对应的电压信号，然后由定标程序将电压数值大小再还原为位置信息。由于换能器接收到的信号较小，所以需要通过接口电路进行处理，将采集到的信号进行放大、整形处理，再送入仪器内部的单片机。采用这种方法既可以提高单位距离的分辨率，又能提高电路的相对稳定性。

内容与步骤

1. 准备

（1）按图 14-1 进行接线，将超声成像实验仪的"换能器输入"与"换能器输出"分别用同轴电缆与水槽两换能器插座连接；实验仪的"信号输入"插座用七芯线与"定标/扫描执行控制箱"的"信号输出"插座连接。

（2）在检查接线无误后，打开 PC 机及仪器的电源开关。点击桌面"超声 CT 实验"打开 UCT 成像实验的计算机辅助软件，屏幕上将显示如图 14-2 所示的主界面（注：无框内图形）。

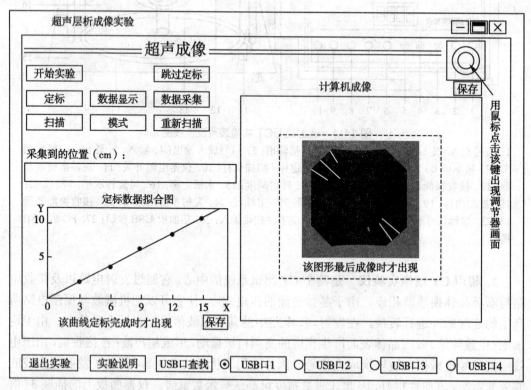

图 14-2　计算机辅助软件的主界面

（3）选定主界面上相应编号的 USB 口。如果计算机是第一次使用该实验仪，那么需要先运行一下 USB 驱动程序选定主界面上相应编号的 USB 口，以后就不需要了。单击图 14-2 中"USB 口查找"，屏幕上将弹出一个小菜单（图 14-3）。用鼠标点击"端口句柄查找"，则会显示出 USB 口的序号，接着用鼠标选定主界面上的相应编号的 USB 口（例如"USB2"）。出现"ok！端口正确"后，选择"确定"。

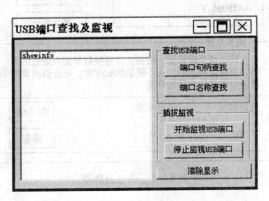

图 14-3　选定主界面上相应编号的 USB 口界面

（4）定标：把仪器面板上的"定标／扫描选择"开关往下拨到"定标"位置。点击图 14-2 主界面上的"开始实验"按钮，再点击"定标"按钮。按菜单提示人工把标尺移到指定位置 3cm 处，按仪器面板上的"定标／扫描执行"键，控制器会自动将标尺移到指定位置处停止；点击"数据采集"按钮，再点击"数据显示"。分别按提示把标尺移到指定位置 6cm、9cm、12cm、15cm 处重复以上操作步骤，直到定标完成提示"请将标尺移到 0cm 处"。点击"数据采集"按钮，"确定"后，则软件自动生成"定标数据拟合图"（应该为一直线，可保存）。单击"确定"按钮，从而完成定标（如果实验者认为不需要"定标"，可以在点击"定标"键后，接着点击"跳过定标"）。

2．测量

（1）调节接收换能器的最大值：把仪器面板上"定标／扫描"选择键往上拨到"扫描"位置，这时换能器将自动移回到扫描起点 0mm 处。用鼠标点击"扫描"或者主界面右上角的箭头指示图标，会弹出如图 14-4 所示调节器画面。在弹出的"接收换能器最大值调节"对话框中，点击"开始读数"。仔细调节发射换能器与接收换能器的方向，使两个换能器的端面保持平行。然后调节实验仪的输出频率为 850kHz 左右（该实验仪输出频率的调节范围是：700～900kHz）；再仔细调节超声成像实验仪的"输出幅度"旋钮，使软件读数窗口显示的电压值在 6.5～8.5V 范围。再细调频率使这个电压值为最大，也可以适当调节"输出幅度"旋钮，使电压读数保持在 6.5～8.5V 范围。例如，把电压值调节到 6.5V 左右，当电压值稳定 30 秒后，点击"停止读数"按钮，这时图中将显示出低点和高点阈值，如不修改，接着点击"确定"按钮，图中将显示出低点和高点阈值（或是点击"默认"按钮，则低点和高点阈值分别为 3V 和 6V）。

（2）观察"定标数据拟合图"：若"定标数据拟合图"的线性特征明确，则单击"扫描"按钮；否则需要重复准备步骤 1 中的步骤（4）"定标"。

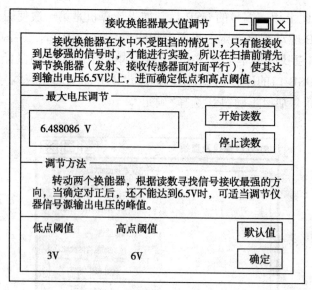

图 14-4　调节器界面

（3）模式选择：点击图 14-2 所示的主界面"模式"按钮。在弹出的"模式选择"对话框中输入预设转盘每次转动的角度值（该值必须是 180° 的约数。预设值越小分辨率越高，但需要实验时间会相应延长）。如不修改，那么默认值是"30°"，点击"确定"按钮。

（4）开始扫描：点击主界面的"扫描"按钮，按提示转动转盘至指定角度（例如"30°"）。在点击图 14-5 中"开始"按钮和按下仪器面板的"定标/扫描执行"键后，换能器会自动来回采样一次。若采样成功则会显示"本步骤完成"，并显示四次采集数据，将四个测量数据记入表 14-1。然后单击"确定"按钮；计算机自动将平均值显示在屏幕上。

（5）扫描数据：把转动角度分别调节到"60°、90°、120°、150°"，重复步骤（4）。

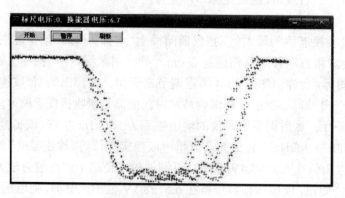

图 14-5　扫描界面

（6）成像与保存：两次点击"确定"按钮，于是"确定"按钮转变为"成像"按钮，再点击"成像"按钮，计算机主界面上显示成像图形如图 14-2 所示。利用右上角的"保存图像"按钮保存截面图或打印。

3. 实验记录

表 14-1　透射式 UCT 成像

角度（°）	跃变位置 1	跃变位置 2	跃变位置 2′	跃变位置 1′

4. 实验结果　附上结果图。总结本实验的成像原理、实验的关键步骤、实验结论并讨论其优缺点。

注意事项

1. 将被测物体置于圆筒托盘上，并确保在整个实验过程中不被移动。

2. 若重复查找端口，则可能不出现端口数，此时只有重新换电脑的 USB 口。

3. 如果在数据扫描时有某一组数据偏差大，可以通过点击"重新扫描"，把原来的数据替换掉，不需要从头开始重做。

4. 旋转式圆筒储水槽为玻璃器皿，操作时要小心。

思考题

1. 在测量时为什么要使两个换能器端面保持平行？

2. 预设转盘每次转动的角度为何必须是 180° 的约数？

（王　岚）

实验十五　磁共振现象的观测

目的

1. 了解磁共振实验现象及原理。
2. 掌握测核磁旋比的方法。
3. 学会用磁共振现象精确测定磁场的方法。

器材

核磁共振实验仪（套）。

原理

自旋不为零的原子核处在恒定磁场 B_z 中时，在外磁场的作用下会发生能级分裂。当入射电磁波的光子能量与核能级分裂的裂距相等时，该原子核系统对这种电磁波的吸收最强，这种现象称为核磁共振吸收，临床成像中避免患者谈"核"恐慌，故简称为磁共振。

对于氢原子核，即一个质子，如果原来的能级为 E_0，将该原子核放在 Z 方向的磁场 B_z 中时，能级分裂为 E_1 和 E_2 两个能级。磁场越强，裂距越大。

$$E_2 - E_1 = \Delta E = g\mu_N B_z \tag{15-1}$$

其中常数 $\mu_N = \dfrac{eh}{4\pi m_p}$ 称为核磁子，m_p 是质子的质量，e 是质子电荷量，g 是一个与原子核本身性质有关的无量纲常数，称为 g 因子，对于氢核 $g=5.5855$。

若在垂直于 B_z 方向上加一个频率为 v（$10\sim100$MHz）的电磁场 $B_1\cos2\pi vt$（$B_1 \ll B_z$），则当它所对应的能量 hv 与能级裂距 ΔE 正好相等时，可发生磁共振。即磁共振的条件为

$$\Delta E = g\mu_N B_z = hv \tag{15-2}$$

观察磁共振现象有两种方法：一种是磁场 B_z 固定，让入射电磁场的频率 v 连续变化，当满足式（15-2）时，出现共振峰，称为扫频法；另一种是把频率 v 固定，而让 B_z 连续变化，称为扫场法。本实验采用扫频法。

仪器介绍

实验装置由样品管、永磁铁、音频调制电源、射频边限振荡器、频率计、示波器等组成，如图15-1所示。

1. 样品放在塑料管内，置于永磁铁的磁场中。样品管外绕有线圈，构成射频边限振荡器振荡电路中的一个电感。

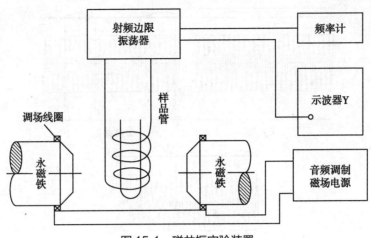

图 15-1　磁共振实验装置

2．永磁铁提供样品能级分裂所需要的强磁场，其磁感应强度为 B_0，在永磁铁上再加一个小的音频调制磁场，把 $B_m\sin2\pi v_m t$ 的 50Hz 信号接在永磁铁的调场线圈上（$B_m<<B_0$），B_m 值可连续调节。因此磁场中样品处的实际磁感应强度为

$$B = B_0 + B_m\sin2\pi v_m t \tag{15-3}$$

3．射频边限振荡器因处于稳定振荡与非振荡的边缘状态而得名，它提供频率为 19～25MHz 的射频电磁波，其频率连续可调，并由频率计显示。当样品由于磁共振而吸收能量时，振荡器的输出幅度会明显降低。

4．检波器与放大器把射频边限振荡器的输出信号进行检波与放大，将它的幅度变化信息输入示波器而显示出来。

根据式（15-2），满足共振条件的射频边限振荡器的振荡频率应为

$$v_0 = g\mu_N B_0/h \tag{15-4}$$

（1）若射频边限振荡器的实际振荡频率 $v>>v_0$，则共振条件要求样品处在 $B>>B_0$ 的磁场中。但因为 $B_m<<B_0$，故由式（15-3）可知，实际磁场不可能满足上述条件，即不可能出现磁共振现象，射频边限振荡器的输出幅度无变化，示波器显示的只是一条水平线，如图 15-2a 所示。

（2）若射频边限振荡器的实际频率 $v\approx v_0$（设 $v\geqslant v_0$），则共振条件要求 $B\approx B_0$（且 $B\geqslant B_0$）。这可以在符合下式的某些时刻 t 得到满足：$B=B_z=B_0+B_m\sin2\pi v_m t$。在这些时刻，会发生磁共振，即在这些时刻，射频边限振荡器的输出振幅下降，示波器上显示出若干个吸收峰（B_z 的一个周期内有两个），如图 15-2b 所示。

（3）若射频边限振荡器的实际振荡频率 $v=v_0$，则共振条件要求 $B=B_0$。于是，在 $t=0$ 的时刻得到满足。在这些时刻，会发生磁共振，即在这些时刻射频边限振荡器的输出振幅下降，示波器上显示出吸收峰，它们是等间隔的，称为"三峰等间距"的波形，如图 15-2c 所示。这时从频率计读出射频边限振荡器的频率，即为 v_0，于是，可根据式（15-4）算出样品的 g 因子。

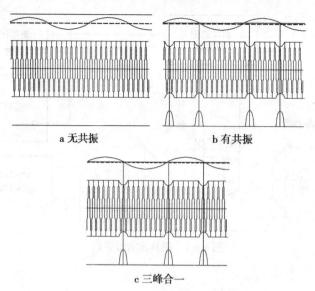

a 无共振   b 有共振

c 三峰合一

图 15-2　磁共振实验中的三种不同情况

内容与步骤

1. 放入 $CuSO_4$ 水溶液，测量磁场强度（测磁感应强度）。

（1）将被测样品放入永磁铁缝隙中，使塑料管垂直在中心位置，即轴线与稳恒磁场方向垂直。

（2）调节"射频边限振荡器"使其振荡，频率计有所显示。调节粗调与细调，改变频率 ν，扫描到共振点时，共振吸收信号的相应位置发生变化，出现"相对走动"的现象，即发生了磁共振。记下此时的共振频率 ν。

（3）移动探测线圈在磁场中的前后位置，观测信号的变化，使信号调节在最佳位置。调节射频电流大小或改变扫场幅度，观测信号与它们的联系。

（4）按式（15-5）计算稳恒磁场的强度 B_0

$$B_0 = 2\pi\nu/\gamma \tag{15-5}$$

式中 γ 为质子 ^1H 的磁旋比，$\gamma = 2.675 \times 10^2 MHz/T$。$B_0$ 为所测稳恒磁场值，ν 为射频频率（以 MHz 为单位）。测量磁场的准确程度取决于频率测量的精确性。

2. 用 HF 做样品，分别观察 ^1H、^{19}F 的磁共振信号，并测 ^{19}F 的磁旋比。

完成步骤 1 后，换上 HF 样品。由于 ^{19}F 的磁共振信号比质子 ^1H 弱得多，所以做实验时要特别细心，缓慢地增加或降低射频频率，找出等间隔的共振信号，测出共振频率 ν_F 及此时的磁场强度 B_F，B_F 值的测定可采用质子 ^1H 磁共振的方法来确定。在找到共振信号后，可以测出 ^{19}F 的共振频率 ν_F，保持此时的稳恒磁场值不变，换上质子 ^1H 样品，然后缓慢增加射频频率，找到质子 ^1H 的共振信号，测出其共振频率 ν_H。此时 ν_F 和 ν_H 是同一稳恒磁场下 ^{19}F 与 ^1H 的共振频率。根据式（15-5）可以计算出 B_F（即 B_0），显然：$B_F = B_H = B_0$。

由式（15-5）可知

$$B_H = 2\pi\nu_H/\gamma_H \qquad B_F = 2\pi\nu_F/\gamma_F$$

所以

$$\gamma_F = \frac{v_F}{v_H} \gamma_H \tag{15-6}$$

3．观察甘油、血清、蛋白、蛋黄等样品的共振信号，并画出图形，比较线宽、高度、前后尾波有几个。

注意事项

1．永磁铁提供的稳恒磁场不能任意搬动。

2．边限振荡器的调节必须缓慢进行。

思考题

1．什么是磁共振现象？产生磁共振的条件是什么？

2．为什么要加调制场？

（徐春环）

实验十六　用脉冲磁共振法测量弛豫时间常数

目的

1. 用 RF 脉冲观察磁共振实验现象、观察梯度场对 FID 信号的影响。

2. 通过观察脉冲宽度与 FID 信号幅度及相位的关系，掌握 90° 脉冲、180° 脉冲的含义。

3. 熟悉自旋回波序列（SE）的调试方法，理解相位散失的机理、180° 脉冲的作用、T_2 的含义、相位重聚及自旋回波的原理。掌握测量样品横向弛豫时间 T_2 的方法。

4. 熟悉反转恢复序列（IR）的调试方法，理解序列中纵向磁矩恢复信号的测量方法、纵向磁矩恢复过程中转折点 T_1 的存在及与纵向弛豫时间 T_1 的关系。掌握测量样品纵向弛豫时间 T_1 的方法。

器材

GY-CTNMR-10 核磁共振成像教学仪、计算机；或 FD-PNMR-Ⅱ脉冲核磁共振谱仪、长余辉示波器（仅限测 T_2）。

原理

1. 在垂直于主磁场 B_0 方向发射的 RF 射频量子满足

$$h\nu_{RF} = A = g\mu_N B_0 = \frac{h\omega_N}{2\pi} = h\nu_N \tag{16-1}$$

从理论上讲样本内的原子核（这里指氢核）就会发生磁共振吸收。若 RF 连续投射则在极短的时间内样本中原子核就达到动态平衡，即由低能级达高能级吸收能量的核数与由高能级跃迁到低能级的核数相等，对于外界没有净共振吸收或发射，这种情况称为饱和，外界接收不到共振信号，也就观察不到。所以实验十五中发射连续谱射频时，要观察到共振吸收现象需要在主磁场 B_0 上叠加一个低频交变（50Hz）的弱磁场 B_m，使共振吸收间断进行，实现了实验观察和测量。本实验入射的是脉冲型 RF，则从根本上解决了饱和的问题。本实验在垂直于主磁场方向发射 RF，通过调节入射脉冲频率满足式（16-1），控制 RF 发射时间为 90° 脉冲，使宏观静磁矩倾倒到 xy 平面后观察到 FID 电信号，其傅里叶变换展示了对应的频率分布，可以估算磁旋比和 g 因子量值，但误差较大，精确测量见实验十五。

2. 主磁场不均匀使倾倒到 xy 平面的磁化矢量很快散相衰减，在 z 方向施加线性梯度场等效于主磁场不均匀，使 FID 信号很快衰减，对应的弛豫时间是 T_2^*，这一方面见证了主磁场不均匀对信号的影响，另一方面减小了 TR 周期，再施加 180° 重聚脉冲能更快、更准确地测量 $CuSO_4$ 水溶液 T_2（图 16-1）。

3．用自旋回波序列测 T_2　自旋回波序列中 90° 脉冲后经 τ 时间发射 180° 脉冲，在 $t=2\tau$ 时相位重聚。

由布洛赫方程的解可知 $M=M_0e^{-t/T_2}$。因为 $M\propto V$，所以 $V=V_0e^{-t/T_2}$。

当 $t=2\tau$ 时

$$V=V_0e^{-2\tau/T_2} \tag{16-2}$$

此时重聚产生信号的幅值 V 大小反映了横向磁化矢量的量值。通过改变脉冲间隔（改变第二脉冲即 180° 重聚脉冲出射时间）在 $t=T_E=2\tau$、4τ、$6\tau\cdots$ 时间点，测量自旋回波的幅度大小，得到 $CuSO_4$ 水溶液中氢核横向磁化矢量弛豫衰减规律，衰减过程的曲线如图 16-1 所示。

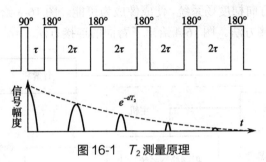

图 16-1　T_2 测量原理

对式（16-1）两边取对数

$$\ln V=\ln V_0-2\tau/T_2$$

上式是一直线方程，V_0 是 90° 射频脉冲刚结束时 FID 信号的幅值，V 是回波幅值，对照直线方程 $y=kx+b$ 可知：$-\dfrac{2}{T_2}$ 是斜率。由最小二乘法直线拟合得到 T_2

$$k=-\frac{2}{T_2}=\frac{\overline{\tau\cdot\ln V}-\overline{(\tau\cdot\ln V)}}{(\overline{\tau})^2-\overline{(\tau^2)}} \tag{16-3}$$

4．用反转恢复序列测纵向弛豫时间 T_1　由理论课教材 IR 序列 Bloch 方程的解是：$M_{Z'}=M_0(1-2e^{-t/T_1})$。

当 $M_{Z'}=0$ 时，纵向磁矩为零，即到达转折点，若此时间用 T_1 表示则有

$$T_1=T_1\ln2 \tag{16-4}$$

可见测得 T_1 就得到了 T_1。

由于 $M\propto V$，采集的信号同样有 $V=V_0(1-2e^{-t/T_1})$ 的形式，设 τ 时刻采集信号，则

$$V=V_0(1-2e^{-\tau/T_1}) \tag{16-5}$$

但是 180° 脉冲很难做得准确，使依据式（16-4）的测量出现误差，也可以用测 T_2 同样的方法处理式（16-5），用最小二乘法直线拟合得到 T_1。对式（16-5）两边除以 V_0 并变换为

$$e^{-\tau/T_1}=\frac{1}{2}(1-\frac{V}{V_0}) \tag{16-6}$$

对式（16-6）两边取对数得

$$\frac{-\tau}{T_1}=\ln\frac{1}{2}(1-\frac{V}{V_0})$$

是一直线方程，V_0 是 180° 射频脉冲刚结束时采集信号的幅值，V 是回波幅值，对照直线方

程 $y=kx+b$ 可知：$-\dfrac{1}{T_1}$ 是斜率。由最小二乘法直线拟合得到 T_1

$$-\frac{1}{T_1}=\frac{\overline{\tau\cdot\ln(1-\dfrac{V}{V_0})}-\overline{\tau}\cdot\overline{\ln(1-\dfrac{V}{V_0})}}{\overline{\tau^2}-\overline{\tau}^2} \tag{16-7}$$

仪器介绍

一、GY-CTNMR-10 型脉冲核磁共振成像教学仪

1. 实验系统（图 16-2） 相比 FD-PNMR 系统增加了磁体恒温系统，使共振频率更稳定；增加了 x 方向、y 方向梯度场系统，使成像成为可能。图 16-3 给出了主机、电源、恒温磁体系统间正面的连接方法。图 16-4 给出了背面的连接方法。

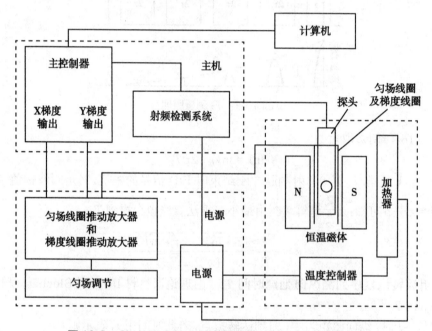

图 16-2 GY-CTNMR-10 型核磁共振成像教学仪实验装置

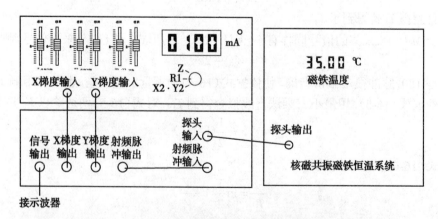

图 16-3 GY-CTNMR-10 型核磁共振成像教学仪正面连接

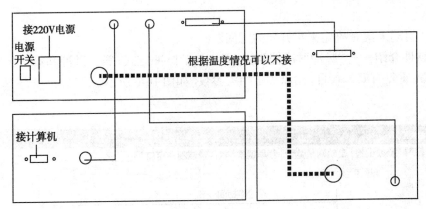

图 16-4　背面连接

2. 软件介绍——"参数设置界面"　该测量系统中，共振频率、匀场梯度电流、脉冲宽度、脉冲间隔、重复时间 T_R 等均由计算机软件控制，通过界面完成设置。"参数设置"界面如图 16-5 所示，该界面是设置通讯口、匀场梯度、共振频率等基本参数的，包括若干条目。

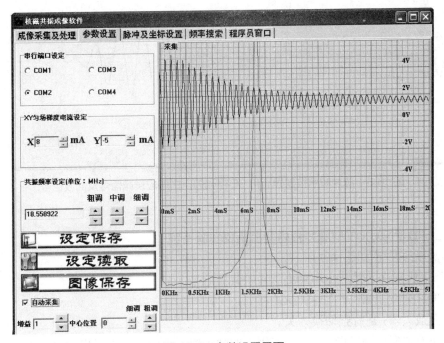

图 16-5　参数设置界面

（1）"串行口设置"：设置主机和计算机连接的串行口。

（2）"XY 匀场梯度设置"：设置梯度线圈 x 方向、y 方向的梯度。如果梯度线圈梯度正好抵消磁铁本身的梯度，使得磁场梯度为 0，那么梯度线圈称为匀场线圈。

（3）"共振频率设定"：调节设定主机高频测量系统工作频率与磁铁中 H 原子核共振

97

频率一致。

（4）"自动采集"：确定采集开始的时间。

3．软件介绍——"脉冲时序控制界面" 包括脉冲方式、第一脉冲和第二脉冲宽度、脉冲间隔、重复时间等条目，用以确定相关参数，如图 16-6 所示。

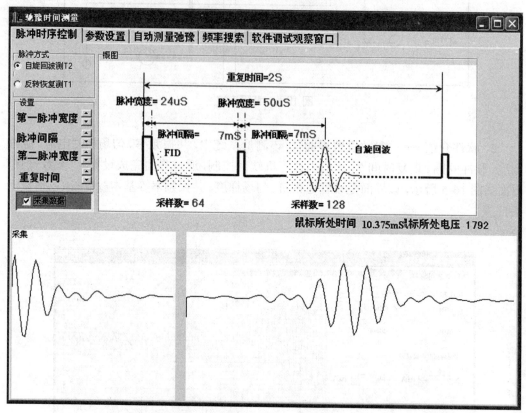

图 16-6　脉冲时序控制界面和 SE 序列的自由感应衰减信号及回波信号

二、FD-PNMR-Ⅱ型脉冲核磁共振谱仪实验系统

实验系统装置如图 16-7 所示。

探头：放置样品并产生和采集脉冲磁共振信号。

脉冲序列发生器：产生各种脉冲序列。

开关放大器：是射频切换开关。

相位检波器：在电子学中将采集困难的高频信号转变成容易采集的低频信号。

磁体：磁极直径 100mm、磁极间隙 15～20mm。

示波器：因为信号重复周期长，所以存在严重的闪烁现象，一般采用长余辉的慢扫描双踪示波器以减轻闪烁现象。

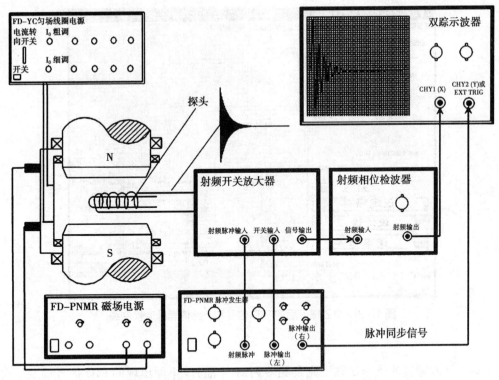

图 16-7　FD-PNMR 脉冲核磁共振谱仪实验装置图

内容与步骤

一、GY-CTNMR-10 核磁共振成像教学仪的使用及横向弛豫时间 T_2、纵向弛豫时间 T_1 的测量

1. 确定共振频率

（1）将 Z、R_2、X_2-Y_2 匀场线圈电流调到零。

（2）确定共振频率，打开弛豫时间测量软件进入"参数设置"界面，点击 COM2 确定串行口后点击自动采集按钮，右侧空白处上端出现 FID 信号，下端用红色显示出信号的傅里叶变换图像，如图 16-5 所示。调整"共振频率设定"，由本机给定的共振频率开始起调（比如 18.57MHz），通过粗、中、细三个按钮的调试，匀场电流 X、Y 的调试，直到出现 FID 尾波最长、衰减最慢、最均匀、幅度最大，其傅里叶变换最高、最尖且周围波形光滑，即得到了正确的共振频率，如图 16-5 所示，注意观察 FID 信号和共振频率。

2. 用自旋回波法测 1%CuSO₄ 水溶液中氢核的横向弛豫时间 T_2

（1）为了更快、更精确测量，加 Z 梯度电流（几十个毫安），使 FID 信号衰减加快，一维傅里叶变换曲线变得低平，如图 16-8 所示。考虑一下为什么。

（2）建立最佳的自旋回波序列：点开"脉冲时序控制"界面，在脉冲方式选项中选择"自旋回波测量 T_2"，再单击"采集数据"复选项，信号曲线就在下面出现了，如图 16-5 所示。为了得到最好的自旋回波信号，需确定第一脉冲宽度达 90° 和第二脉冲宽度为 180°。

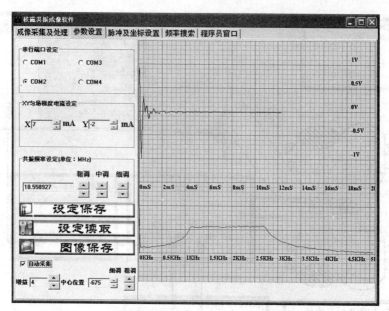

图 16-8 加 Z 梯度后的 FID 信号和一维傅里叶变换曲线

确定第一脉冲宽度的依据是磁矩完全翻转到 xy 平面时,下面出现的 FID 信号幅度最大。确定第二脉冲宽度的依据是关闭第一脉冲时,第二脉冲信号幅度最小,且 180° 脉冲越准确,回波幅度越大。由于脉冲宽度是周期变化的,注意我们一般选取最大幅度对应的最小宽度值,且 180° 脉冲宽度大约为 90° 脉冲的两倍。单击"重复时间"选择 T_R 在 0.5~2 秒。

(3)回波幅度测量:通过单击"脉冲间隔"按钮改变脉冲间隔时间 τ,测量回波幅度和回波时间 2τ。测量方法是将鼠标点至回波波谷和波峰,界面上出现鼠标所在处时间和电压值,据此测出回波时间 $T_E = 2\tau$ 值及回波幅度值。本机脉冲间隔最小值为 7 毫秒,以后以 1 毫秒或 2 毫秒、3 毫秒间隔,逐次测量,取十组数据填入表 16-1,代入最小二乘法直线拟合公式进行计算。

(4)也可用软件自动测量,进入"自动测量弛豫"界面,在"脉冲间隔控制"设置中设定"步长"(一般为 1 毫秒),"起始脉冲间隔时间"(一般为 6 毫秒)和"采集次数"(一般为十次)这三个参数。然后选择"自旋回波测量 T_2"复选框,测量好后单击"数据处理"按钮,右侧闪动信号采集过程,测量结果显示在左侧下面,多测量几次求平均就得出 T_2 值。

3. 反转恢复序列(IR)测量纵向弛豫时间 T_1　回到"脉冲时序控制"这一界面。在脉冲方式中选择"反转恢复测 T_1",并单击"采集数据"复选框,下面出现曲线如图 16-9所示。

(1)调节第一脉冲达 90°,FID 信号幅度最大,用鼠标测量信号的幅度(V_0)。

(2)设置反转恢复脉冲序列:与自旋回波序列相反,反转恢复序列的第一个脉冲是 180° 脉冲,第二个脉冲是 90° 脉冲。如果之前用自旋回波法测过 T_2,两个脉冲宽度只要与自旋回波的相反即可。如果重新设置,设置第一脉冲(180°)宽度的依据是信号为零,一

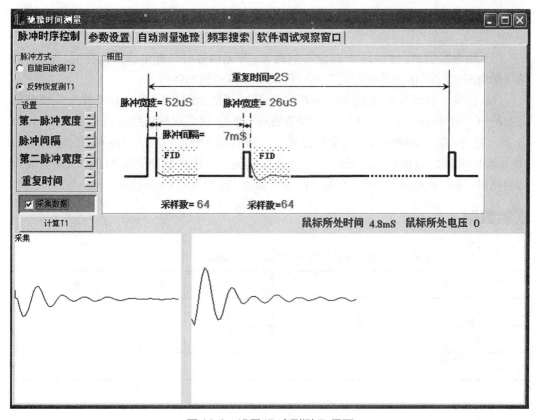

图 16-9　设置 IR 序列测 T_1 界面

般调不到零，取信号最小。设置第二脉冲（90°）宽度的依据是把脉冲间隔时间调至零后把 90°脉冲后信号幅度调至最大，此时第一个波谷最低，与 FID 信号相位相反，表明把反转到负向的磁矩翻转到了 xy 平面。

（3）调节脉冲间隔按钮，随着间隔的增大信号幅度越来越低，通过鼠标测量信号出现的时间和幅度填入表 16-2，代入最小二乘法直线拟合公式（或输入数据处理软件）求得 T_1。当信号为零时对应的时间为 T_1，由公式 $T_1 = T_1 \ln 2$ 计算出 T_1，比较结果，分析原因。

二、FD-PNMR-Ⅱ脉冲核磁共振谱仪测 T_2

磁铁由钕铁硼材料和扼铁组成。磁极左右各两组线圈，一组调节磁场强度，一组调节磁场的对称度，见图 16-7。

（1）初步调试得到 FID 信号：将"脉冲发生器"的第一、二脉冲宽度拨段开关打至 1 毫秒挡；重复时间打至 1 秒挡；脉冲的重复时间电位器及脉冲间隔电位器旋至最大。

（2）"射频相位检波器"的参数设置：将增益拨段开关打至 5mV 挡（即最灵敏挡）。

（3）将匀场板放入磁场中并放入实验样品管（仪器配有含 1% $CuSO_4$ 顺磁离子的纯水），小心移动匀场板使其处于磁场的中心。

（4）示波器设置：将"射频相位检波器"的"检波输出"信号接 CH1 通道（或 CH2）并把幅度拨至 0.1V，AC 挡；将"脉冲发生器"的"脉冲输出"（右）接同步端口（即 EXT 端）；

频率放至 2 毫秒或 5 毫秒挡；同步方式选择"常态"（NORM）挡，和按下键（"上升触发"、"＋"），调节"电平"至同步。

（5）通电后调试，缓慢调节 I_0 由零至最大，若无信号时可能电流方向接反，改变"匀场线圈电源"上的"电流换向开关"，再仔细调节便可得到 FID 信号。

（6）自旋回波测量横向弛豫时间 T_2，第一脉冲调至 90° 脉冲（自由衰减最大），调节第二脉冲至 180° 脉冲（自由衰减最小），调节磁场（调 I_0）直至观察到回波信号，再仔细调节 I_0、第一脉冲、第二脉冲至自旋回波信号最大。测量 FID 峰值与回波峰值间的时间间隔 2τ（读示波器横轴）、自由感应衰减信号的幅度、回波幅度，改变脉冲间隔 2τ 的大小，重复上面的测量，填入表 16-1（粗调时重复时间旋至最大，脉冲间隔 20 毫秒左右）。

实验数据

表 16-1　自旋回波序列测 T_2　样品：1%CuSO$_4$水溶液　　$B_0=$ 　T

测量次数	1	2	3	4	5	6	7	8	9	10
2τ(ms)										
V_{FID}(V)										
Ln($V_{回波}$)										

代入最小二乘法直线拟合公式：

$$k=-\frac{2}{T_2}=\frac{\overline{\tau}\cdot\overline{\ln V}-\overline{(\tau\cdot\ln V)}}{(\overline{\tau})^2-\overline{(\tau^2)}}\qquad T_2=-\frac{2}{k}=\quad ms$$

表 16-2　反转恢复序列测 T_1　样品：1%CuSO$_4$水溶液　　$B_0=$ 　T

测量次数	V_0	1	2	4	5	6	7	8	9	10	T_1
脉冲间隔(ms)											
信号幅度(mV)											

$T_1=T_1\ln2=$

代入最小二乘法直线拟合公式：

$$-\frac{1}{T_1}=\frac{\overline{\tau}\cdot\overline{\ln(1-\frac{V}{V_0})}-\overline{\tau\cdot\ln(1-\frac{V}{V_0})}}{\overline{\tau^2}-\overline{\tau}^2}\qquad T_1=\quad ms$$

思考题

1．何为 $90°-\tau-180°$ 脉冲序列？如何实现？通过 T_2 的测量分析 180° 脉冲的作用、T_2^* 与 T_2 的区别及联系。

2．在调整好共振频率后，如果不加大 z 方向梯度场，直接进入"脉冲时序控制界面"

观察自由感应衰减信号和回波信号，理解不均匀磁场对 FID 与 SE 信号的影响，讨论加大 z 梯度场的原理及必要性。

3. 在用 IR 序列测 T_1 的实验中，用公式 $T_1 = T_i\ln2$ 得到的 T_1 值往往小于实际的值，试结合本实验分析误差产生的原因。

（赵　强）

实验十七　梯度磁场的调节与测量

目的

1. 了解载流线圈与氦姆霍兹线圈磁场分布特点。
2. 掌握弱磁场的测量方法。
3. 证明磁场的叠加原理，设计梯度磁场。

器材

氦姆霍兹线圈磁场测定仪。

原理

一、载流圆线圈轴线上的磁场分布

设圆线圈的半径为 R，匝数为 N，在通以电流 I 时，根据毕奥 - 萨伐尔定律，则线圈轴线上一点 P 的磁感应强度 B 等于

$$B = \frac{\mu_0 I R^2 N}{2(R^2 + x^2)^{3/2}} \tag{17-1}$$

式中 μ_0 为真空磁导率，x 为 P 点坐标，原点在线圈的中心，线圈轴线上磁感应强度 B 与 x 的关系如图 17-1 所示。

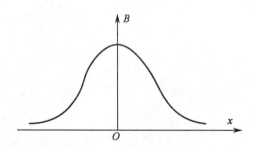

图 17-1　载流圆线圈 B-x 曲线图

二、氦姆霍兹线圈轴线上的磁场分布

氦姆霍兹线圈大量应用于 NMR 波谱仪中，由于可在其中央空间内产生非常均匀的磁场，它在 MRI 系统中也得到了广泛的应用。

氦姆霍兹线圈是由一对半径为 R，匝数 N 均相同的圆线圈组成，两线圈彼此平行且共轴，如图 17-2 所示。当线圈间距大于 R 时，线圈轴线上的磁感应强度如图 17-3a 中的曲线所示；当线圈间距等于 R 时，线圈轴线上的磁感应强度如图 17-3b 中的曲线所示；当

线圈间距小于 R 时，线圈轴线上的磁感应强度如图 17-3c 中的曲线所示。坐标原点取在两线圈中心连线的中点 O。

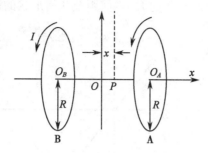

图 17-2　氦姆霍兹线圈

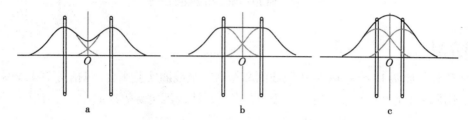

图 17-3　氦姆霍兹线圈轴线上的磁场分布

当两线圈间距为 R 时，给两线圈通以同方向、同大小的电流 I，它们在轴线上任一点 P 产生的磁场方向将一致，A 线圈对 P 点的磁感应强度 B_A 等于

$$B_A = \frac{\mu_0 I R^2 N}{2[R^2 + (\frac{R}{2} - x)^2]^{3/2}} \tag{17-2}$$

B 线圈对 P 点的磁感应强度 B_B 等于

$$B_B = \frac{\mu_0 I R^2 N}{2[R^2 + (\frac{R}{2} + x)^2]^{3/2}} \tag{17-3}$$

在 P 点处产生的合场强 B 等于

$$B = \frac{\mu_0 I R^2 N}{2[R^2 + (\frac{R}{2} + x)^2]^{3/2}} + \frac{\mu_0 I R^2 N}{2[R^2 + (\frac{R}{2} - x)^2]^{3/2}} \tag{17-4}$$

由式（17-4）可以看出，B 是 x 的函数，公共轴线中点 $x = 0$ 处 B 值为

$$B(0) = \frac{\mu_0 N I}{R} (\frac{8}{5^{3/2}})$$

很容易算出在 $x = 0$ 处和 $x = R/10$ 处两点的 B 值相对差异约为 0.012%，在理论上可以证明，当两线圈的距离等于半径时，在原点 O 附近的磁场非常均匀，故在实际工作中有较大的应用价值，也常用于弱磁场的计量标准。

三、梯度磁场

在 MRI 中，梯度磁场用于空间定位。梯度磁场是由通电的梯度线圈建立的，通常的梯度线圈是一对通电方向相反的线圈构成。当两线圈通过电流方向相反时,在 O_A 与 O_B 段建立与 x 线性相关的磁场称为梯度磁场,其磁感应强度曲线如图 17-4 所示。在实际应用中可通过通电电流的大小及线圈的大小、间距及几何形状的调节获得梯度磁场。

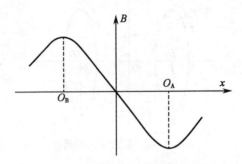

图 17-4 梯度磁场磁感应强度曲线

仪器介绍

实验装置如图 17-5 所示,它由圆线圈和氦姆霍兹线圈实验平台(包括两个圆线圈、固定夹、不锈钢直尺等)、高灵敏度毫特计和数字式直流稳流电源等组成。

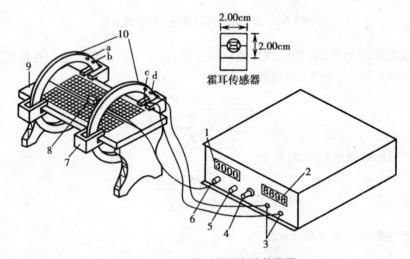

图 17-5 氦姆霍兹线圈实验装置图

1. 毫特计读数;2. 电流表读数;3. 直流电流源输出端;4. 电流调节旋钮;5. 调零旋钮;6. 传感器插头;7. 固定架;8. 霍耳传感器;9. 大理石台面;10. 线圈;a. b. c. d. 为接线柱

1. 实验平台 两个圆线圈各 500 匝,圆线圈的平均半径 $R = 10.00cm$。实验平台的台面应在两个对称圆线圈轴线上,台面上有相间 1.00cm 的均匀刻线。

2. 高灵敏度毫特计 它用两个参数相同的 95A 型集成霍耳传感器,配对组成探测器,经信号放大后,用三位半数字电压表测量探测器输出信号。该仪器量程 0~2.000mT,分辨率为 $1 \times 10^{-6}T$。

3. 数字式直流稳流电源 由直流稳流电源、三位半数字式电流表组成。当两线圈串接时,电源输出电流为 50~200mA,连续可调;当两线圈并接时,电源输出电流为 50~

400mA，连续可调。数字式电流表显示输出电流的数值。

内容与步骤

一、载流圆线圈和氦姆霍兹线圈轴线上各点磁感应强度测量

1. 按图 17-5 接线（直流稳流电源中数字电流表已串接在电源的一个输出端），测量电流 I 为 100mA 时，单线圈 A 轴线上各点的磁感应强度 $B(A)$，每隔 1.00cm 测一个数据。实验中，应注意毫特计探头沿线圈轴线移动。每测量一个数据，必须先在直流电源输出电路断开时（$I=0$）调零后，才测量和记录数据。

2. 将测得的圆线圈中心点的磁感应强度与理论公式 $B_0=\dfrac{\mu_0 IN}{2R}$ 计算结果进行比较。

3. 在轴线上某点转动毫特计探头，观察一下该点磁感应强度的方向：转动探测器观察毫特计的读数值，读数值最大时传感器法线方向，即是该点磁感应强度方向。

4. 将线圈 A 与线圈 B 之间间距调节到与线圈半径相等，即 $d=R$。取电流值 $I=100$mA，分别测量线圈 A 和线圈 B 单独通电时，轴线上各点的磁感应强度值 $B(A)$ 和 $B(B)$，然后测两线圈在通同样方向电流 $I=100$mA 时，在轴线上各点的磁感应强度值 $B(A+B)$。在同一张作图纸上作 $B(A)-x$，$B(B)-x$，$B(A+B)-x$，$B(A)+B(B)-x$ 曲线，验证磁场叠加原理，即载流氦姆霍兹线圈轴线上任一点磁感应强度 $B(A+B)$ 是两个载流单线圈在该点上产生磁感应强度之和 $B(A)+B(B)$。

5. 改变两线圈间距，测量轴线上各点磁感应强度。分别把两线圈间距调整为 $d=R/2$，$d=2R$ 时，作出两线圈轴线上磁感应强度 B 与位置 x 之间关系曲线，证明磁场叠加原理。

二、梯度磁场的设计

使两线圈间距为 R，连线时使两线圈中的电流方向相反，测量在电流为 $I=100$mA 时，轴线上各点的磁感应强度值，作磁感应强度 B 与位置 x 之间的关系曲线。

注意事项

1. 开机后，应至少预热 10 分钟，才能进行实验。

2. 每测量一点的磁感应强度值，换另一位置测量时，应断开线圈电路，在电流为零时调零，然后接通线圈电路，进行测量和读数。调零的作用是抵消地磁场的影响及对其他不稳定因素的补偿。

思考题

1. 霍耳传感器能否测量交流磁场？

2. 为什么每测一点，毫特计必须事先调零？

3. 用霍耳传感器测量磁场时，如何确定磁感应强度的方向？

（刘东华）

实验十八　磁共振成像

目的

1. 采用定标样品(三注油孔)认识磁共振一维成像(空间频率编码)。观察梯度场各个参数对一维成像的影响。

2. 了解瞬间梯度场,认识二维空间相位编码。观察瞬间梯度场的梯度大小和瞬间梯度保持时间对二维成像的影响。

器材

小型磁共振成像教学仪器、实验样品、计算机、教学仪器配套软件系统。

原理

磁共振成像是利用磁共振的共振频率严格正比于磁场这一基本规律,通过施加梯度磁场进行相位编码和频率编码达到不同空间位置对应不同共振频率,并在共振中采集重建数据,再经傅里叶变换处理,从本质上讲,得出成像参数值的分布,从而完成磁共振图像重建。

磁共振成像利用的是样品原子核在主磁场、梯度磁场及射频电磁波的激励下产生的MR 信号强度及 MR 信号频率和位相随空间位置不同而不同来完成的。

内容与步骤

一、仪器组成

以 GY-CTNMR-10 型为例,小型磁共振成像教学仪器由恒温磁体、主机、电源、计算机及处理显示软件组成。恒温磁体由恒温器、磁体、梯度线圈、射频探头线圈组成。主机由 DDS(数字直接合成器)、射频功率放大器、正交检波接收机和控制主机(包括 A/D 转换、D/A 梯度控制器、脉冲控制器)及通讯接口组成。电源由梯度放大器、直流电源组成。

1. 正确连线　根据仪器组成介绍中间连接。正面连接如实验十六图 16-3 所示,背面连接如实验十六图 16-4 所示。

2. 连接完毕后可以将样品放入探头中,如图 18-1 所示。

二、软件介绍

1. "参数设置"界面说明　"参数设置"页面可设置通讯口、梯度共振频率等基本参数。

其中"串行口设置"、"XY 匀场梯度设置"、"共振频率设置"已在实验十六中作了介绍,不再复述。

"设定保存":将保存串口、梯度及共振频率的设定保存。

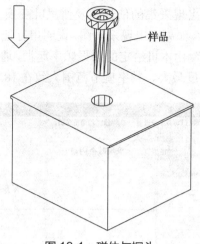

图 18-1　磁体与探头

"设定读取"：读取以其他文件名保存的设置。

"增益"：调节显示比例。

"中心位置"：修正放大器零点输出。

2．"共振频率搜索"界面说明　"共振频率搜索"页面是初期调试时查找磁铁磁共振频率的软件。

"起始频率"：设置开始搜索的频率。

"终止频率"：设置停止搜索的频率。

"步长"：设置两次采集时频率的增量。

"最佳频率"：显示信号最大时的频率。

3．"脉冲及坐标设置"界面说明　"脉冲设置"页面可设置磁共振成像中各种脉冲参数并同时观测调节后的波形。

"示意图"：脉冲时间分布示意图。

"相位编码坐标选择"：选择成像的投影方向。

"测试参数"：选择所测试的脉冲时间及脉冲间隔。

"测试采集"：按下后开始采集，采集信号显示在"采集数据显示"。

"采集数据显示"：显示测试采集波形。

"保存设置"：将当前设置保存。

"读取设置"：读取设置文件。

4．"成像采集及处理"界面　"成像采集及处理"页面是磁共振成像主要界面，如图 18-6 所示。

"记录"：磁共振二维记录开始。

"二维傅里叶变换"：对采集数据进行傅里叶变换。

"成像彩色显示"：以 128×128 像素显示。

三、实验步骤

1．共振频率设置

（1）点击"参数设置"，将 X、Y 梯度场调节至零，如图 18-2 所示。

（2）点击"自动采集"，出现采集的信号图及傅里叶变换的频谱图，同时出现闪动的"采集"字样如图 18-2 所示。如果不出现采集图，说明串行通讯口设置错误，调整串行通讯口。调节"共振频率设定"，由本机给定的共振频率起调，通过中、细按钮的调试使尾波最长、衰减最慢、最均匀、幅度最大。频率调节范围大致在 18.00～20.00MHz 之间。

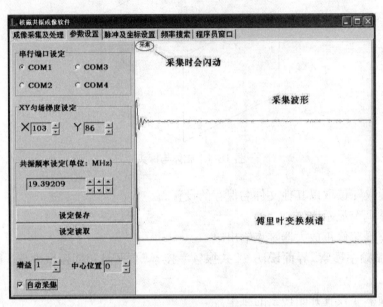

图 18-2　频率设置界面

2．调节匀场　分别调节电源上匀场调节电位器，同时调节软件中的 XY 匀场，在上述步骤（2）的基础上至傅里叶频谱图中峰最尖锐最高信号最长。直至波形光滑为止，图 18-3 所示。

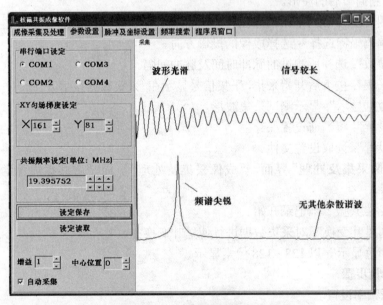

图 18-3　匀场最佳时的波形

3．设置 Z 梯度场（频率编码，沿磁场方向）、X 梯度场（相位编码，沿水平方向与磁场垂直）及一维成像调整 Z 电流为 −44mA 左右，加入频率编码梯度场。关于相位编码梯度场，本机是通过改变 X 梯度施加时间 τ 来控制，选择 $\tau = 7$ms 左右，使傅里叶变换峰变宽变低，同时出现 Z 轴线上投影的一维成像信号。调节 Z 梯度和工作频率，使得信号频谱占半个屏幕的同时在中间，如图 18-4 所示。

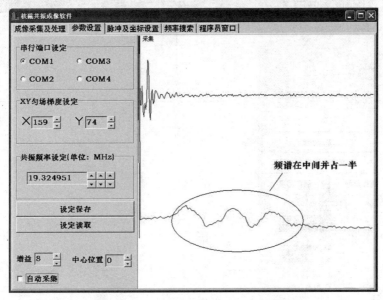

图 18-4　Z 梯度空间频率编码一维成像

4．**设置 SE 脉冲序列**　成像脉冲序列为 SE 序列，设置界面如图 18-5 所示。首先调节第一脉冲和第二脉冲至自旋回波信号最大（步骤见实验十六）。因为是密度图调节脉冲间隔至 TE＝20ms 左右、TR＝1.0s、瞬间梯度时间 7 毫秒。

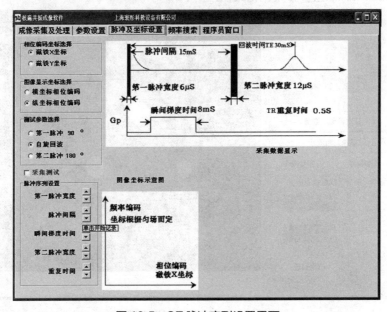

图 18-5　SE 脉冲序列设置界面

5．二维磁共振成像记录及处理　单击"成像采集及处理"出现图界面，单击"记录"等待 2 分钟，记录结束时计算机会提示结束，并且"采集"不再闪动。单击"二维傅里叶变换"，这时调节"行选择"可以看到每一列二次傅里叶变换的频谱图，如图 18-6 所示。单击"成像彩色显示"即可得到所需的黑白或伪彩色图像，如图 18-7 所示。

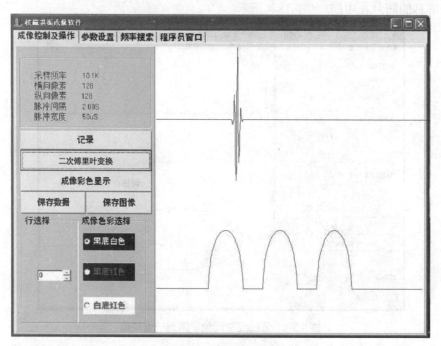

图 18-6　成像记录界面

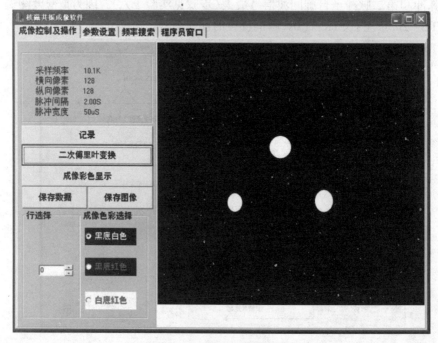

图 18-7　成像彩色显示界面

旋转样品在不同角度下对比一维成像和二维成像如图 18-8 所示。

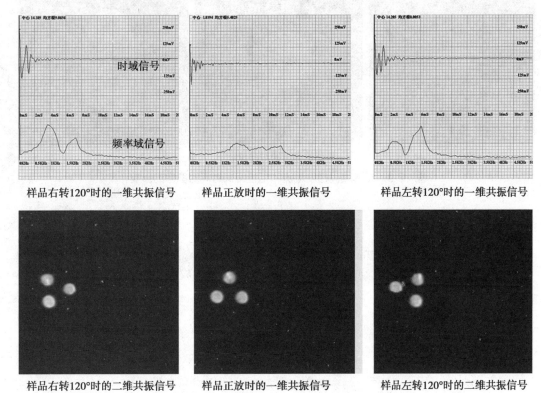

样品右转120°时的一维共振信号　　样品正放时的一维共振信号　　样品左转120°时的一维共振信号

样品右转120°时的二维共振信号　　样品正放时的一维共振信号　　样品左转120°时的二维共振信号

图 18-8　不同角度一维、二维图像对比

6. 改变成像纵横比及有关参数调节　样品更改为圆柱水模。调节 Z 电流电位器改变频率编码电流,选择三个不同电流值成三次不同像(如 −16mA、−44mA、−60mA)对比图形。

固定电流改变相位编码时间(即瞬间梯度时间)成像,选择三个不同瞬间梯度时间成三次不同像(如 3ms、7ms、12ms)对比图形,如图 18-9 所示。

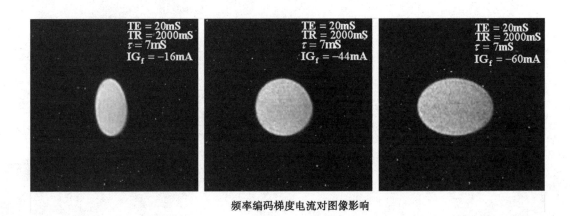

频率编码梯度电流对图像影响

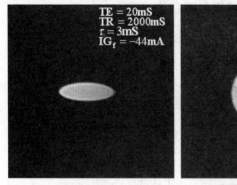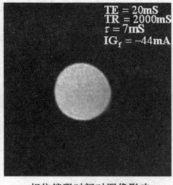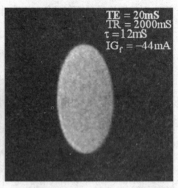

相位编码时间对图像影响

图 18-9　频率编码梯度电流和相位编码时间对图像的影响

思考题

1. 梯度场各个参数对一维成像的影响是什么？
2. 瞬间梯度场的梯度大小和瞬间梯度保持时间对二维成像的影响是什么？

（刘迎九）

实验十九 三维磁共振成像

目的

1. 了解相位编码在多维磁共振中的使用。
2. 通过对自制样品成像的操作与观察，掌握成像方法，了解三维成像的优势。
3. 了解立体影像数据的形成和观察方式。

器材

HT-3DNMR-25 核磁共振成像教学仪、三维核磁共振正交采集及反演软件、三维核磁共振立体显示软件。

原理

二维多层层选在各成像层之间或多或少会存在干涉，要减少干涉就得增大间隙，增大间隙就会遗漏信息；二维层选过厚分辨率会下降；层选过薄又使信噪比下降，三维成像很好地避免了这些问题。它可以直接、实时产生感兴趣区立体空间的像。因为与人眼的观察一致，而且在空间的三个正交方向均可达到很高的分辨率，所以与断面图像一起为重要器官（比如心脑）的外科手术提供了重要参考，大大提高了外科手术的水平。三维成像是目前药物研究领域和动物实验的重要方法。三维 SE 序列时序如图 19-1 所示，三维傅里叶变换（3DFT）成像脉冲序列激励的不是一个层面而是一个大范围的容积，激励后加双相位编码梯度。由于永磁型磁场方向和样品轴向垂直与超导型不同（坐标如图 19-6 所示），所以第一个相位编码梯度 G_y 把容积内的层面沿 y 方向分割为 N_y 个薄层，这个梯度又称为层面编码梯度，层面数取决于 y 方向相位编码的次数。第二个相位编码梯度 G_x 施加于平面 xy 沿 x 方向，就是二维成像中的相位编码梯度，再加上施加于 z 方向的频率编码梯度，构成三维信号。

在三维数据采集中，对应于 y 方向的每一次相位编码，x 方向的相位编码都要进行 N_x 次，而 z 方向仍在信号读出时施加梯度磁场进行频率编码，于是 3DFT 成像的扫描时间为

$$t = T_R \times N_x \times N_y$$

式中，T_R 为序列重复时间，N_x 为 x 方向相位编码次数，N_y 为 y 方向相位编码次数。虽然 3D 成像避免了层面间的干涉使选层更薄且增大了信噪比，但所有数据取样都是相关的，每一个数据都会影响整个成像，所以更容易形成运动伪像（样品必须固定不变），对磁场的稳定性要求更高。

115

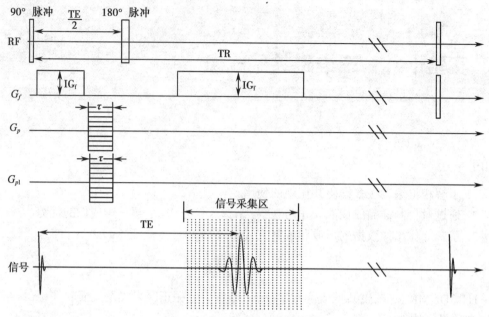

图 19-1　三维 SE 序列时序图

仪器介绍

仪器采用 HT-3DNMR-25 三维核磁共振教学仪,该教学仪由恒温磁铁、电源、主机、计算机和操作软件组成。仪器装置的原理如图 19-2 所示。

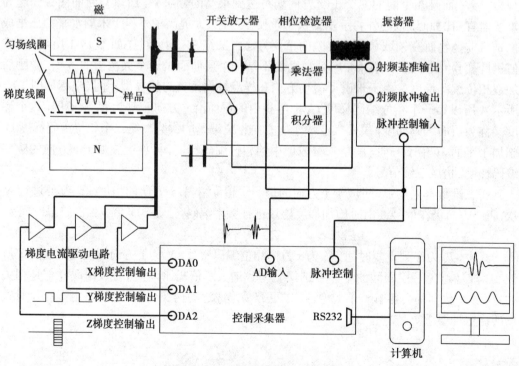

图 19-2　核磁共振成像仪原理框图

1. 恒温磁体是由磁体、恒温控制系统、梯度线圈、射频线圈组成。

2. 电源是用来提供各种工作电源、恒温系统的加热电源及其梯度电流驱动放大器电路。

3. 主机包括脉冲序列控制器和射频系统（国外资料称为谱仪）。

4. 主机、电源和横位磁体的连接　根据仪器组成连接，教学中需要跟踪观察的信号放在正面，正面连接如图19-3所示；其他电路连接放置背面，背面连接如图19-4所示。

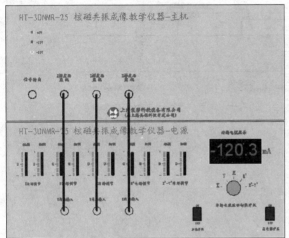
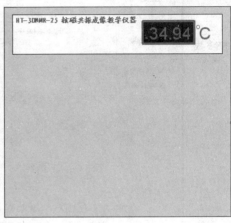

图 19-3　正面连线图

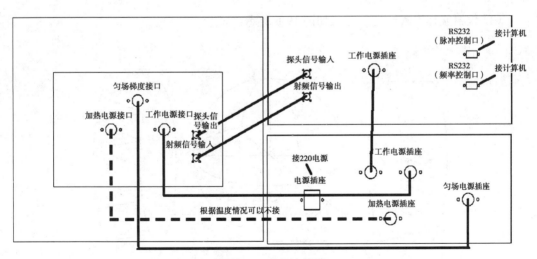

图 19-4　背面连线图

5. 关于示波器　可以将信号、xyz 的梯度监视输出到示波器中进行观察。

6. 软件介绍

(1)"参数设置"、"共振频率搜索界面"与二维成像界面差别不大。

117

（2）"脉冲序列设置"与二维成像不同的是增加了频率编码梯度调制，具体如图 19-5 所示。

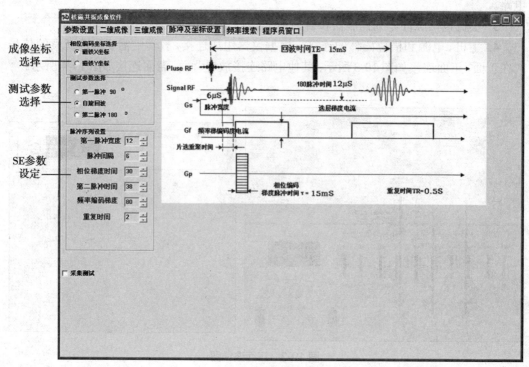

图 19-5 脉冲序列设置

（3）仪器坐标设置及切面定义如图 19-6 所示。

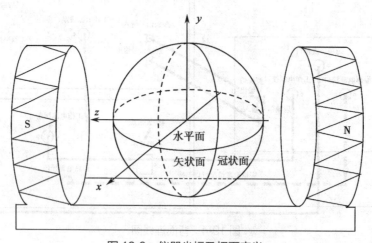

图 19-6 仪器坐标及切面定义

（4）"三维成像"界面：如图 19-7 所示，主要显示信号采集、图像形成过程及确定图像观察、保存方式。

1）"三维采集按钮"：单击后开始三维磁共振信号采集。

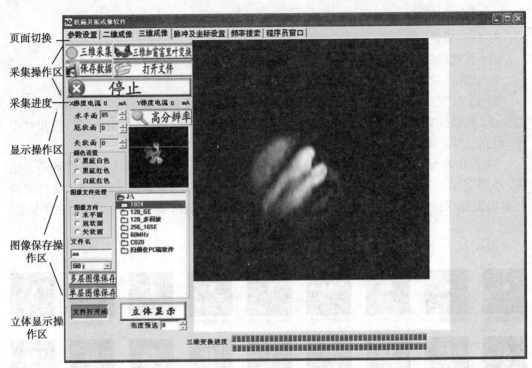

图 19-7　三维软件界面

2)"三维加窗傅里叶变换":点击后进行加窗傅里叶变换的图像重建。其中加窗是指将噪声大信号小的部分滤除,类似光学中遮挡杂散光的作用所以称为窗口。加窗处理大大提高信噪比,但略微降低一定的分辨率。

3)"三维无窗傅里叶变换":直接进行傅里叶变换图像重建,信噪比较低有雪花点,但分辨率高。

4)"水平面"、"冠状面"、"矢状面"梯度电流显示:显示扫描过程中电流的大小。

5)"水平面"、"冠状面"、"矢状面"显示层选择:每一个都是由向上和向下按钮组成,用于选择所要显示的切面。单击水平面时小图上出现绿色直线,随上、下按钮移动,大图显示绿线所指示处的横向层面。单击矢状面时小图上出现竖直虚线,随上、下按钮移动,大图显示虚线所指示处的纵向层面。

6)图片放大按钮:将所选择的图层进行放大并且用 512×512 的高分辨率模式显示。

7)图像方向选择:选择保存图像的切面方向。如果选择横向,按下多层图像保存时产生以 128 张横切面图。如果选择纵向,则产生 128 张纵向剖面图。

8)数据保存按钮:将采集的三维数据以数据的形式保存。

9)图像保存按钮,点击多层图像保存按钮产生 128 张图,单击单层图像保存按钮只产生当前图片。

内容与步骤

1. 按照实验十六所述调整好共振频率、SE 脉冲序列。

2．在"脉冲序列设置"界面确定相位编码时间和频率编码梯度电流。

3．样品成像

（1）核桃仁的三维成像

1）把样品放入磁场的中心部位，保证处于匀场位置。

2）进入"三维成像"界面，点击三维采集后 x、y 梯度相位编码由 −128mA 扫描至 126mA，扫描结束后采集自动停止闪烁，x、y 梯度电流显示 126mA。单击三维傅里叶变换，得到三维立体数据（大约需 20 多分钟），并进行保存。

3）点击水平面、冠状面或矢状面的层数选择按钮，大图显示该方向该层数的二维图，小图显示该层的具体位置。如果要得到各图层，可以选择盘符、文件夹、文件名进行多层图像保存。在文件夹下用缩略图即可观察多层图片，如图 19-8（核桃三维多层）所示。

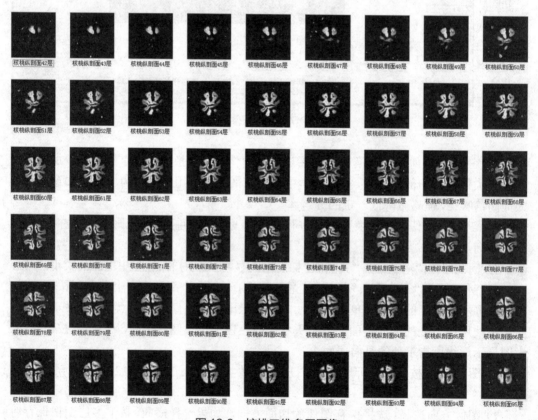

图 19-8　核桃三维多层图像

4）进入"三维显示界面"，如图 19-9 所示，单击"立体显示"—"旋转"按钮，三维图像自动旋转，观察不同角度的立体视图。也可在"三维显示界面"选择不同角度观察，详细见仪器使用说明书。

（2）小动物三维磁共振成像观察：将麻醉的小动物放入仪器中，可以是小青蛙、鳝鱼头部或四周龄小鼠。下面以 4 周龄小鼠头部和胸部为例。将 4 周龄小鼠放入仪器中

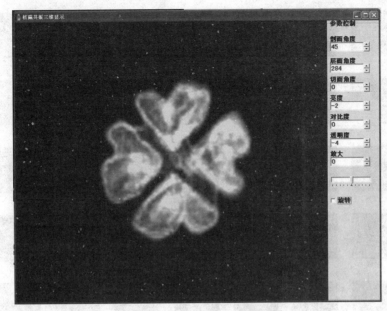

图 19-9　立体显示界面

（注意用塑料袋包好，以防组织液或血液流出后腐烂发臭）。按上述操作得到三维磁共振数据，可以从不同方向多层保存，鼠三维磁共振多层冠状图，参考图 19-10；鼠三维磁共振多层矢状图，参考图 19-11；也可采用三维立体显示，参考图 19-12 所示的鼠三维立体图。

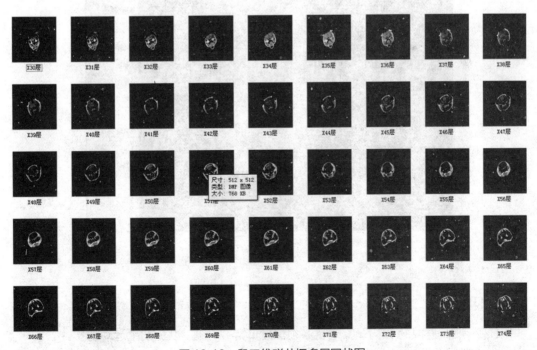

图 19-10　鼠三维磁共振多层冠状图

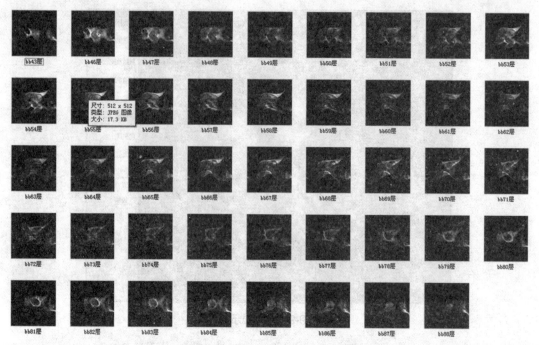

图 19-11 鼠三维磁共振多层矢状图

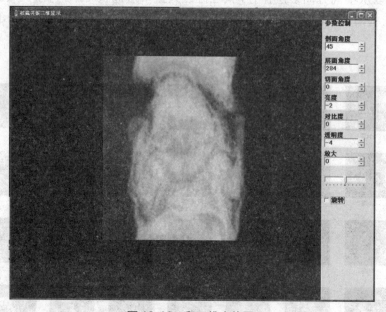

图 19-12 鼠三维立体图

注意事项

1. 必须保证样品固定不动,老鼠必须深度麻醉或死亡,以免发生运动伪影。
2. 在磁体热稳定后方可采集。

思考题

1. 试分析三维成像与二维成像的区别与联系。
2. 目前三维磁共振成像未广泛应用于临床，它面临的主要难题是什么？

（赵　强）

实验二十　四维磁共振成像

目的

1. 了解四维磁共振成像（MRSI）成像的基本原理、发展方向和应用。
2. 熟悉 MRSI 的各种显示模式，能正确读图。
3. 了解 MRSI 脉冲序列，利用小型核磁共振谱成像教学仪实现四维磁共振成像。
4. 了解分子影像的含义。

器材

HT-MRSI-10 核磁共振谱成像教学仪、核磁共振谱成像采集处理软件、含有不同化学物质的谱成像标准模型样品。

原理

MRSI 是把磁共振成像提供的组织结构信息与样品中自旋核的物理化学环境及分子结构信息有机地结合起来，能在分子水平反映生物体内或人体内病变的信息，是生物医学研究进入分子水平的重要标志。大大提高磁共振的诊断特异性，增强对危险性疾病（老年性痴呆、癫痫、脑瘤、前列腺癌等）的超早期诊断和疗效的监控能力。但由于 MRSI 的实验原理和图片的阅读与以往的影像图片大不相同，所以需要通过 MRSI 教学实验了解其实验原理和提高 MRSI 阅片能力。

1. 基本原理　MRSI 的基本原理与 MRI 相同，都是由磁场强度提供的频率信息。所不同的是 MRI 尽量除去化学位移的作用，突出组织间 T_1、T_2 的差异，而 MRSI 是要尽量突出化学位移的作用。MRSI 技术由 Brown 和 Maudsley 等于 20 世纪 80 年代初提出，着眼于特定核素化学位移谱线信息图像的获得，反映代谢物在层内的分布。由于同时获得磁共振信号的空间分布（三维）和化学位移（第四维）分布信息，所以又称为四维成像。因为 MRSI 频率偏移只与感兴趣区的局部环境及磁场的不均匀性有关，所以化学位移信息可以与空间位置信息分开，在信号采集和傅里叶变换重建中，建立一个三维（或四维）的数据库，其中包括二维（或三维）的空间信息加上一维化学位移信息。其图像的最大特点是，数据是以图像和波谱的形式在一幅图像中表现出来，其中波谱显示了组织的代谢和生物化学的改变。

2. 基本的脉冲序列 SE 序列如图 20-1 所示，一次激励采集一组 SE 信号，具体步骤是：频率编码采集化学位移信息谱，x 方向重复 N_x 步，y 方向重复 N_y 步，z 方向重复 N_z 步相位编码，经四维傅里叶变换得到四维 MRSI。可见 MRSI 采集时间极长，属于技术成熟度较低的最新前沿技术，提高扫描速度成为 MRSI 的主要热点。现在已经出现各种快速 MRSI，目前较为成熟的有回波平面成像 EPSI 序列，它是在一次激励后采用一组梯度回波的方法，每个回波在相等的磁场强度下被采集，但各回波与激励脉冲间有不同的延时，导致每个回波是一组不同相位的频谱，代替 N_z 次 z 方向的相位编码，在多个梯度回波中完成化学位移扫描，节省了时间。由于采集更快所以一维化学位移信息也采用相位编码，另外的二维空间采用普通的相位编码，如图 20-2 所示。采集后同样采用四维傅里叶变换得到四维 MRSI。

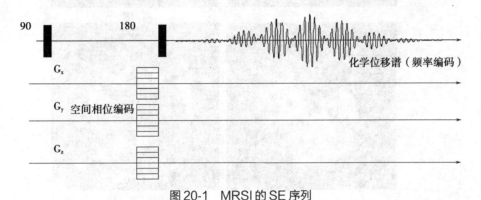

图 20-1　MRSI 的 SE 序列

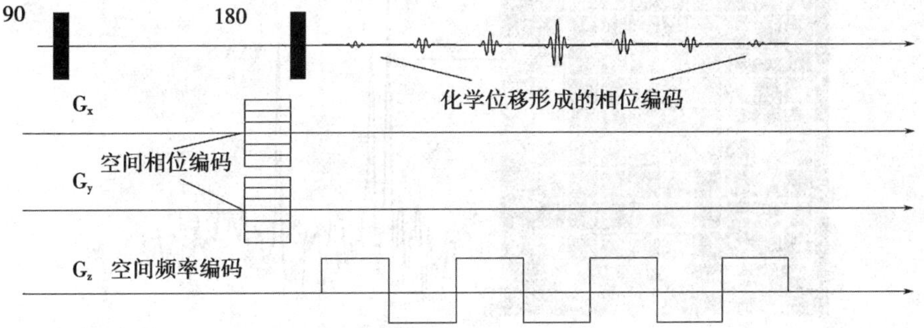

图 20-2　MRSI 的 EPSI 序列

3．MRSI 的信息显示　分为两种方法，统称为 MRSI。

（1）选择某一种分子的特定化学位移值，显示这个值的空间分布，所以又称为化学位移成像（CSI），临床化学位移成像如图 20-3 所示。左图中为膝关节和头部的水分布，右图为膝关节和头部的脂肪分布。如果在样品中各种分子的化学位移互不干扰，化学位移成像代表这种分子的空间分布图像，所以又称为分子影像。

（2）磁共振成像谱显示表示法：以图像和波谱的形式在一幅图像中表现出来，如图 20-4 所示。其中 20-4a 是 MRI 图，图 20-4b 是 MRI 图中感兴趣区周边的化学位移谱，图 20-4c 是 MRI 图中正常区的化学位移谱，图 20-4d 是 MRI 图中肿瘤区的化学位移谱，其中 NAA 为氮 - 乙酰天门冬氨酸、Cr 为肌酸、Cho 为胆碱复合物，图中肿瘤区的 Cr 明显下降、NAA 几乎消失，这是 MRSI 研究肿瘤代谢的方法。

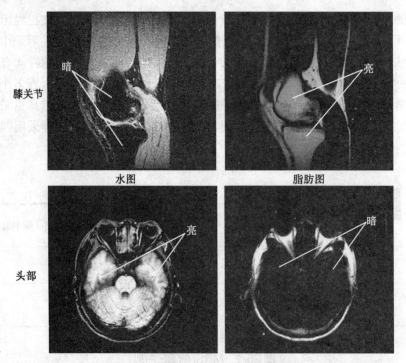

图 20-3　临床化学位移成像表示法

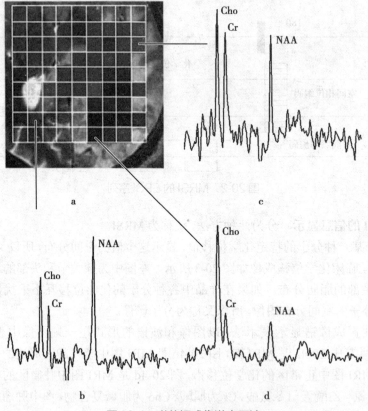

图 20-4　磁共振成像谱表示法

仪器介绍

1. 实验仪器采用 HT-MRSI-10 核磁共振谱成像教学仪。该仪器能实现 SE 序列和 EPSI 序列的 MRSI。仪器结构与三维磁共振相同,如实验十九中的图 19-2 所示,区别在于磁体的均匀度更高,一般全空间 2ppm 以下,局部空间均匀度优于 0.05ppm;磁体的温度稳定性更好。控制电路的分辨率和精度提高 16 倍。

2. 软件介绍 "参数设置"、"脉冲及坐标设置"、"频率搜索"等与三维成像界面相同不再复述。重点介绍"MRSI"界面,如图 20-5、图 20-6 所示,其中页面切换、采集保存、打开已保存文件等属于普通软件的常规操作不详细介绍。该页面分为四个区,简单介绍如下:

(1)"四维傅里叶变换"按钮是在采集结束后对采集的 MRSI 数据进行反演运算的。

(2)显示操作:"谱选择"决定化学位移显示位置;"层选择"水平面即横断面;"剖面选择"(纵切面)决定空间位置显示方式。

"谱选择":点击"层选择"呈现图 20-5 的界面,"谱选择"按钮控制界面小图上绿线位置,选择范围 0~128 层,大图显示绿线对应层的形态,下方为图谱显示区,显示选择点的化学位移值空间分布。

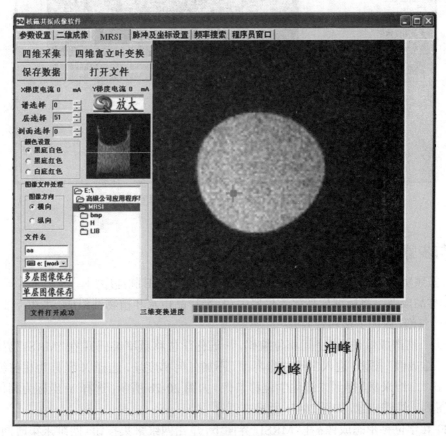

图 20-5 MRSI 界面

单击"剖面（纵切面）选择"，呈现图 20-6 的界面，"谱选择"按钮控制界面小图上虚线位置，小图显示化学位移谱，大图显示虚线位置对应的化学位移形态像。

（3）"谱图显示区"：如图 20-5 所示，显示选择点的化学位移谱，从而了解该点的各种化学物质含量情况。操作过程是在大成像图上通过鼠标选择具体的空间点按下鼠标左键。由谱图显示区显示该点的化学位移谱。

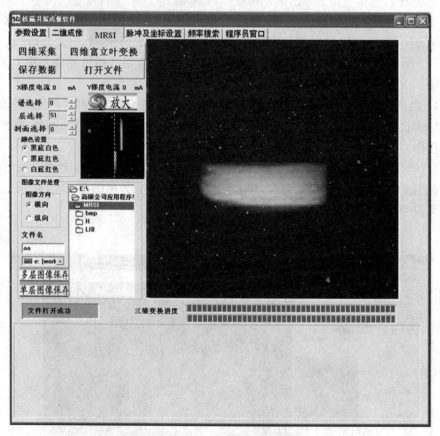

图 20-6　MRSI 化学位移成像界面

内容与步骤

1. 按照实验十六和实验十九所述调整好共振频率、SE 脉冲序列。

2. 样品成像　将标准样品放入仪器中（标准样品由水和植物油组成，水在下油在上，油中有一气泡，封闭于塑料管内）。

（1）二维谱成像（一维空间相位编码，一维化学位移频率编码）：在"MRSI"界面下，单击"二维成像"按钮，进入二维成像界面，不加任何梯度场，选择 X 坐标为相位编码方向。单击"二维采集"得到二维化学位移谱像，如图 20-7b 所示；选择 Y 坐标为相位编码方向，得到二维谱成像，如图 20-7a 所示。

（2）化学位移形态成像：在"MRSI"界面下，单击四维采集按钮（四维采集时间过长，也可以用三维谱成像采集，详细操作见仪器使用说明书）。采集完毕后点击四维傅里叶变换进行反变换，也叫反演，反演结束后进入显示操作区，选择"剖面选择"后单击"谱选择"，界面上小图中虚线移动，如移动到水峰的位置就是选择了化学位移的水峰成像，如图20-7c所示；如移动到油峰的位置就是选择了油峰成像，如图20-7d所示。

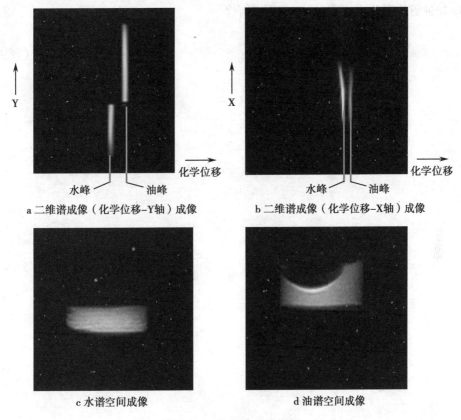

a 二维谱成像（化学位移-Y轴）成像　　　　b 二维谱成像（化学位移-X轴）成像

c 水谱空间成像　　　　　　　　　d 油谱空间成像

图20-7　化学位移成像图

（3）磁共振谱成像实验：单击"四维采集"按钮（必须四维），采集完毕后单击"四维傅里叶变换"进行傅里叶反变换图像重建。单击"层选择"确定显示的是横断面，点击"谱选择"移动小图上绿线确定所选层面，在大成像图上通过鼠标选择具体的空间点按下鼠标左键，在下面的"谱图显示区"中即显示该点的化学位移谱。可以观察到油水双峰，如图20-5所示。

（4）保存并打印所成各类图像。

注意事项

磁共振的共同注意事项：不要将磁性物质落入样品和磁体中。以免干扰测量或造成仪器严重故障无法工作。

思考题

1. 磁体局部均匀性和全空间均匀性哪个对图像的影响大？不均匀会带来哪些影响？

2. 样品的抗磁顺磁对测量精度带来哪些影响？

3. 如何解决磁化率突变对 MRSI 的影响？

（侯淑莲）

实验二十一　磁共振化学位移伪影

目的

1. 进一步熟悉核磁共振成像教学仪成像的方法与步骤。
2. 了解化学位移伪像产生的原理。
3. 制作样品并观察化学位移伪影。

器材

T-MSRI-10 四维核磁共振谱成像教学仪（或 GY-CTNMR-10 型核磁共振成像教学仪、GY-3DNMR-10 型三维核磁共振成像教学仪）、样品（由香油和水组成）。

原理

处于不同化学环境中的相同原子核，在外磁场作用下，具有不同的共振频率而形成频率差；当磁场强度一定时，该频率差取决于分子的化学结构，这一现象被称为化学位移。在磁共振成像检测中，由于化学位移效应的存在会引起化学位移伪影，从而对磁共振成像产生不良影响。人体的 MRI 信号主要来自水和脂肪，所以这两种物质的化学位移是研究的重点。化学位移伪影可分为两类：第一类主要发生在高场强的图像中，是由于频率编码方向的空间错位使脂肪和组织交界处出现的一个条形亮带或条形暗带，也可两者兼而有之；第二类仅在梯度回波序列情况可见，但在任何场强的 MRI 系统中均可显示。本实验观察的是第一类化学位移伪影。

由于人体内水中的氢质子与氧相连，脂肪中的氢质子与碳相连，因此水与脂肪中的氢质子共振频率不同，可形成 3.5ppm 的化学位移。当磁场强度达到 1.5T 时，这一化学位移大约相当于 224Hz，也就是说，脂肪质子的共振频率比水质子低 224Hz，通常情况下相当于两个像素间频率的差异。在 0.5T 时仅相差 73Hz，化学位移随主磁场的增加而增加。因此，位于脂肪和水中的氢质子被激发后将发出不同频率的射频信号。而体素的空间位置编码是按共振频率进行的，因此化学位移使得处于同一体素中的脂肪质子和水质子在断层图像上位置错位，即在图像中表现为脂肪信号出现在频率编码方向的低频一侧，使两种本来处于同一体素的组织显示在不同像素中，使得化学位移伪影显现在与频率编码方向垂直的水 - 脂界面上。

图 21-1 表达了发生在频率编码方向上的化学位移伪影的过程和结果。图中样品水、油成分各占一半，主磁场强度为 1.5T。MRI 中一般以水质子的进动频率为中心频率，因此水的位置投影不改变。图 21-1a、图 21-1b 分界面与频率编码方向垂直，图 21-1a 中油发出的射频信号在读出方向上被定位在低于水信号 224Hz 的位置上（左移），图像重建后，中间出现二者信号相加的高信号亮带，而图 21-1b 则出现中间空白信号的暗带，图 21-1c 中分

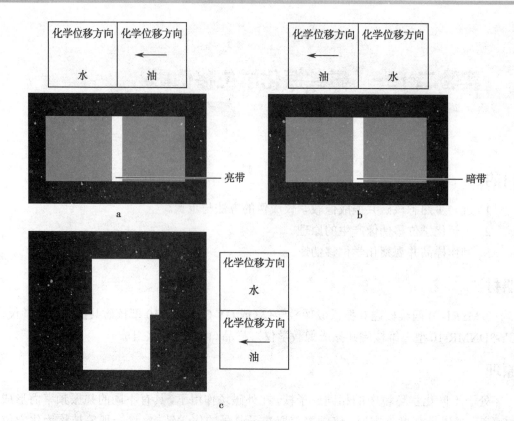

图 21-1 化学位移伪影的形成原理

界面与频率编码方向平行，表现出图像上明显的错位。

减小化学位移伪影的方法有：增加体素尺寸（降低了空间分辨率）；降低主磁场强度（需综合考虑）；使用脂肪抑制技术去除脂肪信号（可行）；交换相位编码与频率编码的方向（可减轻伪像）或加大梯度磁场等。但加大梯度场后若选择同样的层厚就要加宽检测频率使噪声增加，图 21-2 显示了鸡蛋的化学位移伪影，图 21-2a 为大梯度鸡蛋磁共振图，

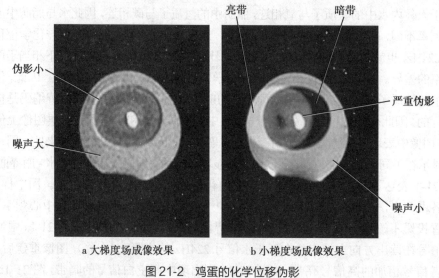

图 21-2 鸡蛋的化学位移伪影

图中化学位移伪影不明显,但噪声较大,图 21-2b 为小梯度鸡蛋磁共振图,图中蛋黄与蛋白和胚胎的化学位移不同,亮带和暗带伪影非常明显,可以清晰表现实际读片的化学位移伪影现象。但噪声极小。

仪器介绍

参见实验十六、实验十八、实验十九。

内容与步骤

一、共振频率搜索

1. 按照实验十八的要求正确连接线路,使仪器预热到工作温度。将样品放入探头中,电源的各项匀场及梯度场调"0"。

2. 运行软件"参数设置",将 X、Y 梯度场调节至零,如实验十八中的图 18-2 所示。

3. 打开"自动采集","增益"调节到"4",在实验中随着信号的增大,逐渐减小"增益"值,直到"1"为止。

4. 由仪器给出的共振频率数值起调,主要点击振荡频率"中调",辅以细调,直到共振信号最大(共振频率通常在 18~20MHz),如实验十六中的图 16-5 所示。

二、磁场均匀调节

搜索性改变 X、Y 梯度线圈的电流和 R_2 匀场线圈的电流,直到 FID 信号衰减时间最长,且傅里叶变换后的频谱峰最高、最尖,即得到均匀的磁场,如实验十六中的图 16-5 所示。

三、确定 SE 脉冲序列

1. 点击"脉冲及坐标设置"调节第一脉冲到 90°,幅度最大,如图 21-3 所示;调节第二脉冲到 180°,幅度到最小,如图 21-4 所示。

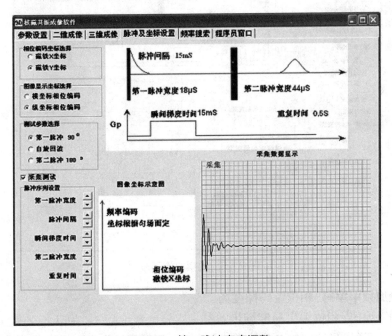

图 21-3 第一脉冲宽度调整

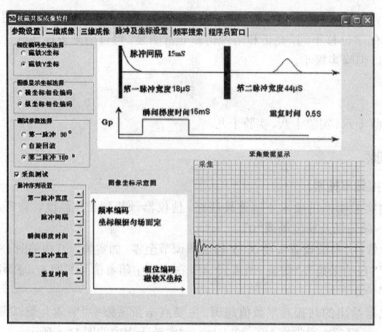

图21-4　第二脉冲宽度调整

2．观察自旋回波　微调第二脉冲使回波幅度达最大，为加速衰减而便于观察，Z方向施加几十毫安梯度电流，出现回波如图21-5所示。

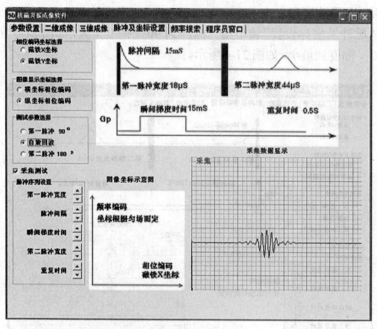

图21-5　观察自旋回波

四、施加频率编码、相位编码梯度场

施加频率编码、相位编码梯度场步骤参见实验十八步骤3。为获得Z轴上投影的一维成像信号，可通过仔细调节Z梯度和工作频率，使得信号频谱占半个屏幕，并同时在屏

幕中间显示，如图21-6所示。

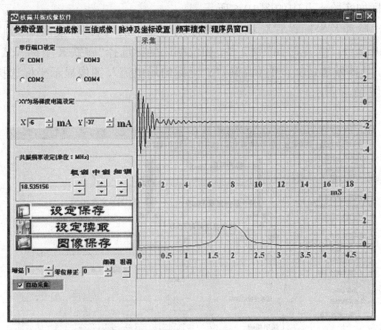

图21-6　Z梯度场空间频率编码一维成像

五、二维磁共振成像记录及处理

方法与实验十八步骤5相同，点击软件中"成像记录及操作"，在界面里点击"记录"，当计算机提示"采集结束"时，表示记录结束。点击"二维傅里叶变换"，即可得到成像图。通过调节"行选择"可以看到每一列二次傅里叶变换的谱图。成像记录界面如图21-7所示。

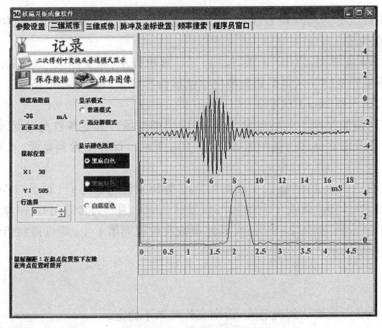

图21-7　成像记录界面

六、观察化学位移图像

磁场坐标如实验十九中的图 19-6 所示。

1. 点击"脉冲及坐标设置",调节脉冲序列调整中的"瞬间梯度时间"到 7 毫秒,"脉冲间隔"到 10 毫秒,"重复时间"到 2 秒;相位编码坐标选择"磁铁 X 坐标",Y 方向加频率编码梯度场,具体做法是加正的(调偏)"Y 坐标匀场电流",图像显示坐标选择"横坐标相位编码",如图 21-8 所示。

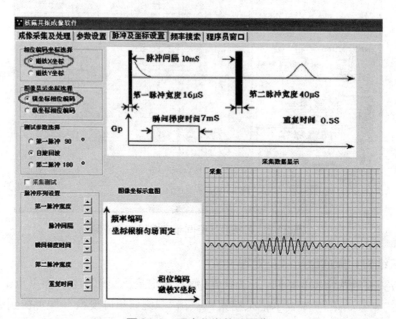

图 21-8 观察化学位移图像

回到"参数设置"界面,检查波形,如果发现图形位置发生变化,可通过频率调节,使波形达到理想位置。

打开成像采集界面,点击"记录"按钮,当计算机提示"采集结束"时,表示记录结束。按下"二维傅里叶变换",采集得到亮带化学位移伪影图像如图 21-10b 所示。保存图像到桌面,并将其插入到"word"文档。

2. 负方向调偏 Y 坐标匀场电流(加频率编码梯度场),其他参数及设置同第 1 步,采集成像得到暗带化学位移伪影图像如图 21-10a 所示。保存图像到桌面,并将其插入到"word"文档。

3. 相位编码坐标选择"磁铁 Y 坐标",频率编码坐标选 Z 方向(对于 GY-CTNMR-10 型仪器,当相位编码选"磁铁 Y 坐标"时,仪器默认频率编码为 Z 方向)。图像显示坐标选择"纵坐标相位编码"如图 21-9 所示,其他参数及设置同第 1 步,即可得到错位化学位移伪影如图 21-10c 所示。

注意事项

1. 仪器预热温度要达到规定值,否则实验结果不稳定。

2. 样品所用的水为纯净水,香油必须为纯香油,不能使用调和油。

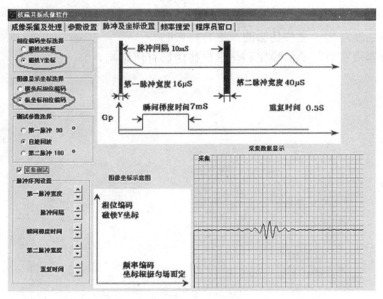

图 21-9 化学位移伪影图像

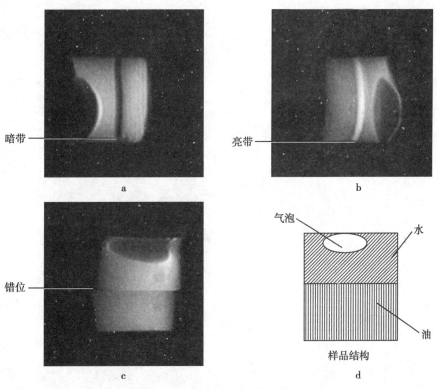

图 21-10 观察错位化学位移伪影

思考题

1. 磁场强度对化学位移伪影的产生有何影响？
2. 接收器带宽对图像信噪比和化学位移伪影有何影响？

（徐春环）

实验二十二　原子核衰变的统计规律

目的

1. 了解并验证原子核衰变及放射性计数的统计性。
2. 了解统计误差的意义，掌握统计误差的计算方法。
3. 掌握通用闪烁探头、自动定标器的工作原理及使用方法。

器材

闪烁探头、自动定标器、β 射线源（^{90}Sr）、镊子。

原理

1. 原子核衰变及放射性计数的统计性　由于放射性衰变存在统计涨落，当我们做放射性测量时，即使保持所有的实验条件都是稳定的，如放射源的放射性活度、源的位置、探测器的工作电压等都始终保持不变，在相同的时间内对同一对象进行多次测量，每次测量的结果并不完全相同，而是围绕其平均值上下涨落，有时甚至有很大差别的，这种现象称为放射性计数的统计涨落。放射性计数的这种统计性是放射性原子核衰变本身固有的特性，与使用的测量仪器及技术无关。放射性原子核衰变的统计分布可以根据数理统计分布的理论来推导。放射性原子核衰变的过程是一个相互独立、彼此无关的过程，即每一个原子核的衰变是完全独立的，和其他的原子核是否衰变没有关系。此外，原子核衰变发出的粒子能否被探头接收并引起计数，也有统计涨落问题，即探测效率的随机性问题。

2. 计数统计误差　由于放射性核衰变具有随机性，测量过程中射线与物质相互作用的过程也具有随机性，因此在某个时间内对样品进行测量得到的计数值可以看成是一个随机变量。它的各次测量值总是围绕着其平均值上下涨落。从理论上讲，希望得到的是无限次测量的计数值的平均值（真值）。但实际上，在实验中只能进行有限次甚至一次测量。一次测量或有限次测量值的平均值都不是真值，它们只能在某种程度上作为真值的近似值。这样就给结果带来了误差，这种误差是由放射性核衰变和射线与物质相互作用的统计性引起的，称为统计误差。应该看到，放射性测量中的统计误差与一般物理量测量中的偶然误差，产生的原因是不同的，后者是由于测量时受到各种偶然因素影响所造成的，但被测量本身客观上还是有个不变的确定值，而核探测中的统计误差是由核衰变的随机性使被测值本身有涨落造成的。

若 k 次测量的时间相同（均为 t），时间 t 内的计数值为 N，则计数率 $n\left(n = \dfrac{N}{t}\right)$ 的标准

差 σ_n、变异系数 CV_n 分别为

$$\sigma_n = \sqrt{\frac{\overline{N}}{kt}} = \sqrt{\frac{\overline{n}}{k}} \tag{22-1}$$

$$CV_n = \frac{1}{\sqrt{k\overline{n}}} \tag{22-2}$$

k 次测量计数率表示为

$$\overline{n} \pm \sigma_n = \overline{n} \pm \sqrt{\frac{\overline{n}}{k}} = \overline{n}(1 \pm CV_n) \tag{22-3}$$

σ_n 和 CV_n 反映了计数率测量值的离散程度,其物理含义是重复计数率测量值的结果出现在 $\overline{n}+\sigma$ 到 $\overline{n}-\sigma$ 之间的概率为 68.3%。

3．坪特性曲线与工作电压　利用闪烁计数器记录强度不变的放射源时,计数器的计数率与工作电压间的关系曲线如图 22-1 所示。当电压较低时计数器不计数,当电压超过 A 时,才开始计数,这时的电压称为起始电压。随着电压的增加,计数率也增加,从 B 至 C 这一段的计数率基本保持恒定,此平坦部分(BC 间)称为坪区。当电压再增高,计数率迅速上升,该曲线称为"坪特性曲线"。坪特性曲线反映了计数器的性能,故使用前必须测量,以确定合适的工作电压(即选择计数率随电压漂移变化较小的工作点)。闪烁计数器的工作电压应选在坪区中间偏左的部分(600～800V),各台仪器工作电压略有不同。

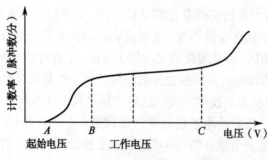

图 22-1　坪特性曲线

4．本底对测量结果的影响　在测量中,即使不放放射源,计数器也会有一定计数,这是宇宙射线和周围环境的放射性元素引起的。这种计数称为本底,本底计数也服从统计规律,其涨落也造成测量中的统计误差。在测量中总是尽量减少本底,这可以将探测器装置于屏蔽室当中。

本实验所用的 β 射线源为 $\left({}^{90}_{38}\text{Sr} \rightarrow {}^{90}_{39}\text{Y}\right)$,${}^{90}_{38}\text{Sr}$ 的半衰期为 28.6a,它发射的 β 粒子能量为 0.546MeV。${}^{90}_{38}\text{Sr}$ 衰变后成为 ${}^{90}_{39}\text{Y}$,${}^{90}_{39}\text{Y}$ 的半衰期为 64.1h,它放出的射线中有 β 粒子(0.0977MeV、0.523MeV、2.28MeV)与 γ 光子(0.426MeV、1.76MeV、2.19MeV),${}^{90}_{39}\text{Y}$ 衰变后成为 ${}^{90}_{40}\text{Zr}$(稳定)。

仪器介绍

1．闪烁探头　FJ367 型通用闪烁探头的结构如图 22-2 所示,装在前端是闪烁体,后面紧接光电倍增管。当射线射入闪烁体上,闪烁体发出荧光,经光电倍增管进行光电转

换和倍增,至阳极 A 上输出一个负脉冲信号。此脉冲经过前置放大器放大,由定标器甄别、计数和显示。

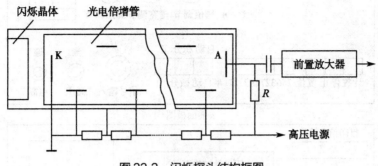

图 22-2　闪烁探头结构框图

2．定标器　是一种记录脉冲数目的核电子仪器。FH463A 型自动定标器是全部采用集成电路的自动计数装置,它配合计数管探头或闪烁探头,可测量 α、β、γ 射线的强度,也可粗略地分析能谱。FH463A 型自动定标器的结构如图 22-3 所示,主要由输入电路、定标电路、时控电路、自动显示电路、低压电源和高压电源等部分组成。

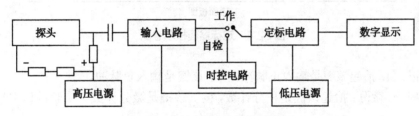

图 22-3　定标器结构框图

输入电路接收闪烁探头输出的脉冲,进行放大和甄别(甄别是限制脉冲幅度,只允许高于一定值的脉冲通过)。

定标电路有 7 级定标单元,将二进制(脉冲的"有"或"无")转换成十进制,由数字显示出脉冲数。

时控电路可以产生 256Hz 和 32 768Hz 的自检信号,输出定时定标信号和自动循环计数信号。另外,还提供开机复位信号和控制打印信号等功能。

低压电源是向各部分电路提供低压直流电,有 ±10V、±15V 和 6V。

高压电源是供给探头用的,其电压可以根据需要调节,从几百伏到二千伏。

3．定标器面板控制部件　FH463A 型自动定标器的面板如图 22-4 所示,其主要开关、旋钮、按键、插口作用如下:

(1)电源:开关拨向上,接通面板上 220V 交流电源,数字显示发红光(兼做指示灯)。

(2)高压:开关拨向上,接通输出直流高压。在后面板上设有高压输出插口和高压输出极性转换开关(不可随意揭开高压转换开关后盖)。

(3)高压调节:顺时针转动此旋钮度盘可以调节并确定高压输出 0～2000V,也可以从 kV 表上粗读电压值。在后面板上有高压输出插口,与闪烁探头相连。

(4)信号输入:由闪烁探头输出的脉冲信号从此插口输入。

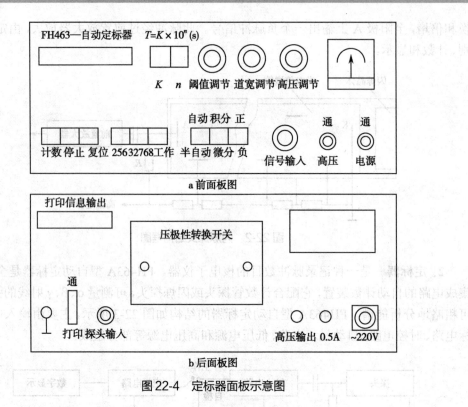

图 22-4　定标器面板示意图

（5）正、负：抬起该键是输入正脉冲，按下该键是输入负脉冲。

（6）积分、微分：抬起该键是积分计数，按下该键是微分计数。实验过程中只用一种计数方式。

（7）自动、半自动：按下或抬起该键分别选定的工作状态是半自动或全自动。全自动状态时，能自动停止计数，自动复位，然后自动重复计数；半自动状态时，只能自动停止计数，要重新测量时，需要手动按下"复位"键，再按下"计数"键。在"计数"、"复位"当中的"停止"键，按下时即可停止测量。

（8）256、32768、工作："256"（或"32768"）是自检键，检验仪器是否正常。按下"工作"键，仪器处于计数工作状态。

（9）定时拨轮：用拨轮"K"、"n"（$K=1\sim9$、$n=0、1、2、3$）配合，可以确定定时时间 $T=K\times10^n$s。例如 $K=1$，$n=0$，$T=1$s；$K=9$，$n=3$，$T=9000$s。所以定时可以在 $1\sim9000$ 秒范围内选定。

（10）阈值调节、道宽调节：用来甄别脉冲信号的，都是由十圈电位器来调节。调节它们可以使只有达到一定阈值的脉冲才能通过甄别电路进入定标电路进行计数。这样，可降低测量噪声。在实验中，一般调定后即可锁住不动。

（11）数字显示：共有 7 个显示块，显示位脉冲数。

（12）探头输入：在后面板上设有该插口，与闪烁探头相连。

内容与步骤

1. 检验定标器　连接各仪器设备，预热 15 分钟，并用定标器的自检信号检验仪器是否工作在正常状态。

(1)"自动、自检"工作方式：按下自检键"256"(或"327678")，将"自动"键抬起，定时拨轮拨到 $K=1$、$n=0$，开机后全机应复零，然后自动计数，定时灯亮 1 秒后应自动停止，定时灯灭，并显示 256(或 32768)，经 6 秒(该时间由仪器内部调定的显示时间)后全机复零，仪器自动重新计数，循环往复。

(2)"半自动、自检"工作方式：将"半自动"键及自检键"256"(或 32768)按下，其他程序同上，只是停止计数后，要按"复位"键使全机复零，再按下"计数"键，即可重新计数。

(3)检验高压：平时把高压调节旋钮逆时针方向转到底，再接通高压开关。顺时针方向慢慢转动十圈电位器高压旋钮，电压慢慢升高，每转 1 圈升高 200V，则为正常。检验完毕，需要将高压调节旋钮逆时针旋到底，使输出电压为零。

2．测量闪烁探头的坪曲线，确定工作电压　调节"阈值调节"旋钮，使外圈为"2"(约1V)，"道宽调节"旋至零，输入信号为负(即按下"正"、"负"键)，拨定时轮 $K=2$、$n=2$(即200 秒)，再缓慢旋动"高压调节"旋钮，提高电压，找出起始电压 A，继续改变工作电压，$\Delta V=20V$ 记录一次其相应的各值，直至坪区测完(计数有增加)为止，一般工作电压不宜超过 1300V，以免光电倍增管发生连续放电现象而缩短使用寿命。测量时应注意当发现计数明显加快时，要立即降低高压以保护计数器(所有实验数据均须记录在自行设计的表格中)。

3．根据坪曲线的实验结果选择合适的工作电压，一般选在坪的中部偏左些。

4．在合适的工作电压下，重复进行至少 100 次以上独立测量放射源计数率的实验(建议进行 150～200 次，每次定时 15 秒或 20 秒)，计算出其平均值。

5．重复进行至少 100 次以上独立测量本底计数率的实验(建议进行 150～200 次，每次定时 15 秒或 20 秒)，计算出其平均值。

6．实验完毕后，先降低高压至零，关高压开关，再关电源开关。

结果与数据处理

1．根据测得的坪曲线数据，作出坪曲线，并选定工作电压。

2．作放射源总计数的频率直方图　把一组测量数据按一定区间分组，统计测量结果出现在各区间内的次数 k_i 或频率(次数 / 总次数，k_i/K)，以次数或频率作为纵坐标，以测量值为横坐标，这样作出的图形在统计学上称为频率直方图，如图 22-5 所示，频率直方图可以形象地表明数据的分布状况。建议在作频率直方图时将平均值置于组中央来分组，以 $\dfrac{\sigma_n}{2}$ 为组间距，这样各组的分界点是

$$\bar{n}\pm\frac{1}{4}\sigma_n、\bar{n}\pm\frac{3}{4}\sigma_n、\bar{n}\pm\frac{5}{4}\sigma_n、\cdots\cdots$$

而各组的中间值为

$$\bar{n}、\bar{n}\pm\frac{1}{2}\sigma_n、\bar{n}\pm\sigma_n、\cdots\cdots$$

3．计算放射源计数率测量值落在 $\bar{n}\pm\sigma_n$、$\bar{n}\pm2\sigma_n$、$\bar{n}\pm3\sigma_n$ 范围内的频率。

4. 分别用单次测量的计数率和平均值来表示测到的放射源的计数率。

5. 重复上述 2～4 步骤，对本底的计数率进行处理。

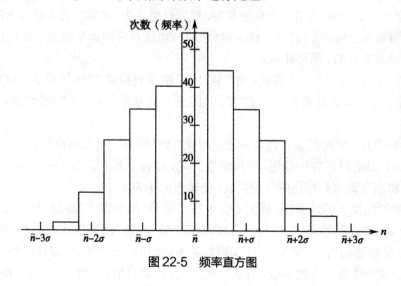

图 22-5　频率直方图

注意事项

按照老师的要求，实验后把放射源放回原位。

思考题

1. 放射性计数的统计误差和其他宏观物理量的测量误差有何本质不同？

2. σ_n 的物理意义是什么？用单次计数率 n 的测量值来表示放射性测量值时，为什么是 $n \pm \sqrt{n}$，其物理意义是什么？

3. 为什么说以多次测量结果的平均值来表示放射性测量值时，其精度要比单次测量值高？

4. 什么是坪曲线？谈谈坪曲线测量在研究核衰变统计规律实验中的意义。

（李绍新）

实验二十三　放射性测量

一、γ射线的测量

目的

1. 了解闪烁计数器的工作原理。
2. 掌握γ射线的测量方法。
3. 了解γ射线在空气中的衰减规律。

器材

X-γ剂量率仪、γ射线源（^{137}Cs工作源）、米尺等。

原理

放射性是指原子核的一种自发衰变性质。原子核衰变是原子核自发地发射出一些射线（α射线、β射线、γ射线等），从而改变了自身的状态（发射γ射线）或变成了其他的原子核（发射α射线、β射线）。对一定质量的放射性核素来说，单位时间内发生衰变的原子核数目称为放射性活度；单位时间内放出某种射线的粒子数目称为该种射线的强度。如果某放射性核素的一次衰变只放出一个粒子，则该核素的射线强度就与其放射性活度相等，但对于大多数放射性核素，一次衰变往往放出若干个粒子，放射性活度与射线强度是不相等的。

引起γ射线在物质内传播过程中强度减弱的因素有：扩散衰减（能量的分散）和吸收衰减（与物质的相互作用）。

对于均匀介质中的γ射线点源在向空间各个方向辐射时，若不考虑介质的吸收，与普通点光源一样，在半径不同的球面上，γ射线强度的减弱遵循距离平方反比规律，即

$$\frac{n_1}{n_2} = \frac{r_2^2}{r_1^2} \tag{23-1}$$

式中n_1、n_2分别是在距γ射线源r_1、r_2处γ光子的计数率。

单能窄束γ射线在物质中传播时服从指数衰减规律，即

$$n = n_0 e^{-\mu d} \tag{23-2}$$

式中μ是线性衰减系数，n_0、n分别是γ射线在穿过厚度为d的物质前后γ光子的计数率。

本实验所用的γ射线源为（$^{137}_{55}$Cs $\rightarrow$ $^{137}_{56}$Ba），$^{137}_{55}$Cs的半衰期为30.2a，它放出的射线中有β粒子（0.512MeV、1.17MeV）与γ光子（0.662MeV），$^{137}_{55}$Cs衰变后成为$^{137}_{56}$Ba（稳定）。

仪器介绍

1. 仪器的组成　主要由探头和操作台两部分组成。探头由闪烁体、光电倍增管和 I-f 变换器组成,操作台由单片机数据采集系统及处理系统、LCD 显示器、键盘、串行口、高低压电源等组成。工作时探头和操作台用一根五芯电缆线连接。

2. 仪器原理　如图 23-1 所示,当射线打在闪烁体上产生荧光,经光电倍增管进行光电转换和倍增后形成一定的电流信号,而后通过 I-f 变换器把电流信号变成计数频率。当辐射场越强时,单位时间形成的光电流就越大,产生的计数频率就越高。因此,在空气中辐射场剂量率和被测量的计数率成一定的比例关系。该计数信号由后续电子线路进一步处理后送单片机处理系统,由单片机处理系统完成数据采集,并实现显示、存储及打印等功能。

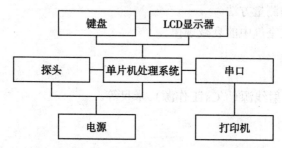

图 23-1　BH3103B 便携式 X-γ 剂量仪原理

本仪器采用中文菜单对仪器进行控制,仪器控制菜单如图 23-2 所示。

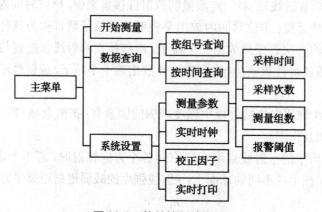

图 23-2　软件控制结构图

3. 仪器使用方法

(1) 实验前应仔细阅读仪器使用说明书,严格按要求进行操作。

(2) 电池充电:仪器使用前应先对电池充电,把充电器连接到仪器充电口开始充电,充电器指示灯信息如下:

绿灯为电源指示灯,应常亮。

黄灯为充电信息指示灯,均匀闪亮——正在充电,常亮——充满,不亮——没有连接电池或电池异常。注:首次充电一般需 10 个小时。

当电量不足时，系统会发出断续的声音报警信号，平时不使用的时候，可以不断给电池充电。

（3）仪器连接使用时首先把探头和主机连接好，注意电缆插头缺口的方向。

（4）仪器预热：测量前，仪器需预热 1 分钟以上。

（5）参数设置：测量前应首先进行系统参数设置，具体操作方法是移动光标到系统设置，按回车键进入系统设置子菜单（见图 23-2），系统设置包括测量参数、实时时钟、校正因子及实时打印四项功能，设置完成后系统将永久保存。各项功能含义及操作方法如下：

①测量参数设置：把光标移动到测量参数设置，按回车键，进入测量参数设置子菜单。可对采样时间（指每次测量的时间，设置范围为 01～99 秒，一般设置为 5 秒）、采样次数（指每组数据中重复采样的次数，设置范围为 01～99 次，一般设置为 01 次）、测量组数（指仪器共完成的测量组数，设置的组数为 01～250 组）及报警阈（仪器测量值超过设置的报警阈后将发出连续蜂鸣报警声音）进行设置。用键盘上下键移动光标到要设置的子项，按回车键选择设置数字位，用键盘上下键修改数字，完成后按回车键进行下一位数字设置。设置完成后一直按取消键直至退到主菜单，系统自动保存测量参数。

②实时时钟设置：系统有一个实时时钟，关机后仍然正常工作。第一次使用仪器时应该把时间和日期调整准确，以便测量时自动存储正确的时间及日期。设置方法是把光标移动到实时时钟，按回车键进入调整菜单。用键盘的上下键选择要修改的项目，按回车键，用键盘上下键修改具体数字，最后移动光标到完成项，按回车键退出实时时钟设置，系统自动保存新设置的实时时钟。

③校正因子设置：用于仪器线性刻度使用，该仪器已经经国家计量院刻度好，设置为1.00 即可。

④实时打印设置：当主机连接打印机时，是否实时打印（每测量一组数据，打印一组数据的测量结果，包括组号、测量值、测量日期及时间），可通过设置此项实现。把光标移动到实时打印，按回车键，进入子菜单，用键盘上下键打开或关闭实时打印，一般设置为关闭（OFF）状态。

（6）开始测量：用键盘上下键移动光标到开始测量上，按回车键即可按已完成的设置自动测量，此时，每测量完一组数据，显示屏自动显示出该组数据的测量结果。测量结束后，系统自动转向数据查询状态，用键盘的上下键可对刚测量的数据进行浏览。按回车键可对数据进行打印、删除等操作。测量过程中若需要临时停止，按取消键，当系统出现"结束采样？"的提示时，按回车键即可停止测量（或连续按两次确定键也可以停止测量）。

（7）测量数据管理：系统的测量结果自动保存到单片机的非易失存储器中，可方便对已测量的数据进行查阅和删除。在主菜单中用键盘的上下键移动光标选择数据查询并按回车键进入到数据查询状态，根据需要选择以测量组数查询和以测量时间查询。选择后，根据系统提示输入查询的条件〔开始组号（时间）、结束组号（时间）〕后，系统会自动把符合条件的组数显示出来，用键盘的上下键可进行浏览，按回车键可对已经查阅的数据进行操作，包括打印及删除（注：删除数据时有一个光标在闪动，表示正在删除，请耐心等待，一般需几分钟才能完成删除）等。

4. 一般故障与排除　故障现象一：开机液晶屏幕没有显示。排除方法：电池没电，用充电器对系统进行充电即可解决。故障现象二：开始测量没有计数。排除方法：检查探头和主机的连接是否到位，注意插头缺口的方向。其他故障请联系厂家。

内容与步骤

1. 测量本底计数率 n_0，测量三次求其平均值。

2. 测量刻度场本底计数率 n_a。

将工作源紧扣探头，测量其 n_a'，则 $n_a = n_a' - n_0$。

3. 测量 ^{137}Cs 工作源放出的 γ 射线在空气中的衰减规律。

$x = 0$ 时，计数率为 n_a^0。令 $x = 2cm$、$x = 4cm$，测量 n_a^2、n_a^4、……每隔 2cm 测量一次计数率 n_a^i，并记录下来，直至计数率数值恒定为止。

结果与数据处理

1. 将所有测得的数据分别填入自行设计的表格中。

2. 以 x 为横轴，计数率 n 为纵轴，绘出 ^{137}Cs 工作源放出的 γ 射线在空气中的衰减曲线。

3. 以 x 为横轴，$\ln \dfrac{n_a^0}{n_a^i}$ 为纵轴，绘出 $\ln \dfrac{n_a^0}{n_a^i}$ 随 x 的变化曲线，取直线部分的斜率即为 ^{137}Cs 工作源放出 γ 射线在空气中的线性衰减系数 μ。

注意事项

1. 操作台与电缆连接时，必须在关机时进行，否则将会损坏仪器。

2. 仪器采用密封结构，不能随意打开，探头为防止漏电电流的增加经过严格的工艺处理，不能随意打开曝光，更不允许在加入高压的情况下曝光。

3. 防止探头剧烈冲撞，使用时要轻拿轻放。

思考题

剂量率仪的基本原理是什么？

二、β射线的测量

目的

1. 了解通用闪烁探头、自动定标器的工作原理。

2. 掌握 β 射线的测量方法。

3. 测定 β 射线在铝中的衰减规律。

器材

闪烁探头、自动定标器、β 射线源（^{90}Sr）、镊子、铝吸收片。

原理

β 衰变所放出的能量为 β 粒子和中微子所共有，但它们之间的能量分配不是固定的。

因此,同一放射源所放出的β粒子的动能不是单值,而是具有各种能量,并且有一最大值E_0,形成连续能谱。通常所说的β粒子能量就是指这个最大值E_0。从图23-3中可见,能谱中大约以能量为$E_0/3$的β粒子数居多。

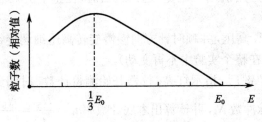

图23-3　β射线的能谱

每一种放射性核素都有自己特定的辐射能谱,从辐射能谱我们可以鉴别所测定样品中含有何种放射性核素及其含量的多少。我们知道,强度的测量,即是脉冲频率的测定;能谱的测定则是脉冲幅度的测量。由于探头输出的脉冲幅度分布反映了射线的能量分布,如果能按探头输出脉冲的不同幅度来记录脉冲数,就可以获得入射粒子的能谱。

引起β射线在物质内传播过程中强度减弱的因素有:扩散衰减和吸收衰减,原理见γ射线的测量。

在实际应用中,吸收厚度常用质量厚度d_m表示($d_m = \rho d$),单位是$g \cdot cm^{-2}$。线性衰减系数则采用质量衰减系数μ_m表示($\mu_m = \mu/\rho$),单位是$cm^2 \cdot g^{-1}$。采用μ_m后,质量衰减系数μ_m的值不再受物质密度变化的影响,更为方便。

实际上物质对β射线的吸收,并不精确地服从指数规律,当吸收物质有足够厚度时,β射线将全部被吸收,全吸收厚度就代表β射线在该物质中的射程。但是由于β射线通过吸收物质时会发生轫致辐射,因此即使吸收物质的厚度已超过β射线的最大射程,仍有高于本底的计数。实际的β射线吸收曲线如图23-4所示。轫致辐射的存在使对射程的测量发生困难。可采用外推法,将测得的曲线沿急剧下降部分在转折处顺势延长,延长线交横轴于R,R就是β射线的最大射程。

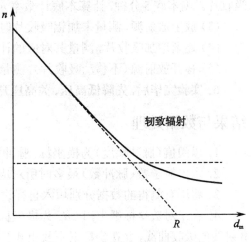

图23-4　β射线在铝中吸收曲线

仪器介绍

参见"实验二十二　原子核衰变的统计规律"。

内容与步骤

1. 检验定标器　参照"实验二十二　原子核衰变的统计规律"中的"内容与步骤1. 检验定标器"。

2. 观察"阈值调节"、"道宽调节"对计数率的影响。

3. 测定本底值

（1）定标器面板上的开关、旋钮按以下要求调整：用"半自动"状态，"定时拨轮"拨为 5 分钟，按下"工作"键，"阈值"和"道宽"选为适当值（在整个实验中不能再变），信号输入采用负极性按下"负"。

（2）顺次接通电源、高压，并顺时针方向慢慢旋转高压细调旋钮，使高压达到闪烁探头所需的工作电压（在整个实验中不再变动）。

（3）按 1 次"计数"键后，指示灯亮，仪器开始测量计数，时间到则计数停止，指示灯灭。记下数码显示的脉冲数 N_b，并计算出本底计数率 $n_b = \dfrac{N_b}{t} = \dfrac{N_b}{5}$。

4. β 射线能量曲线的测量

（1）将 β 射线源（^{90}Sr）放在探头下。

（2）按下"工作"键、"微分"键，"阈值"调至 0.5，读出三次计数，求出平均值 $\overline{N_1}$，再减去本底 N_0，可得到 $N_1 = \overline{N_1} - N_0$。

（3）将阈值依次增加 0.5V（即内道 5 个最小分格），重复步骤（2），记录相应的脉冲数，直到计数值变化很小为止。

5. 物质对 β 射线的吸收

（1）用游标卡尺测出铝吸收片（0.1～0.2mm 厚的铝箔）的长和宽，算出面积，再用天平称出铝吸收片的质量。求出铝吸收片的质量厚度 d_m。

（2）在放射源和闪烁探头之间插入两个准直片，使两准直片的距离足够插入全部铝吸收片。测本底 5 分钟，计算本底计数率 n_b。

（3）放上放射源，测量未加铝吸收片时的计数率 n_0。

（4）逐渐增加吸收片，测量其对应的计数率 n。

（5）移开放射源（不移动吸收片），测量本底 5 分钟。记录以上所测数据。

6. 实验完毕后，先降低高压，关高压开关，再关电源开关。

结果与数据处理

1. 以阈值（脉冲幅度）为横坐标，脉冲数为纵坐标，作出能谱曲线。

2. 求出粒子数（脉冲数）最多时所对应的能量，大约占最大能量的几分之几。

3. 将所有测得的数据分别填入自行设计的表格中。

4. 在半对数坐标纸上，以 d_m 为横坐标，以 n（$n \propto I$）为纵坐标（对数坐标），作出铝对 β 射线的吸收曲线，并在坐标纸上找出 β 射线在铝中的射程。

5. 将质量厚度表示的射程，换算成线性厚度表示的值。

注意事项

^{90}Sr 为剧毒物，严禁触摸，实验结束后，一定要洗手。

（徐春环）

实验二十四　放射性表面污染的测定

目的

1. 学会正确使用表面沾染仪。
2. 比较不同去污剂对不同物质表面的去污效果。
3. 学会处理一般放射性污染。

器材

表面沾染仪、木片、涂漆木片、水磨石、玻璃片、塑料片、^{32}P 溶液，^{131}I 溶液、5% 硝酸、5% 氢氧化钠、5% 柠檬酸、5% 的 TT 液、肥皂水、自来水、医用乳胶手套、棉球、镊子、红外灯。

原理

操作各种放射性物质的现场，由于种种原因造成放射物质散落外逸，从而污染了工作场所的地面、墙壁、仪器设备及工作人员的衣服或皮肤等，统称为放射性表面污染。

放射性表面污染的原理：放射性表面污染存在着两种作用，化学作用和物理作用。化学作用即放射性物质的分子与被污染物质的表面分子发生化学反应，使放射性物质牢牢地停留在被污染的表面或渗入到深层，造成难以去除的污染。物理作用即物体表层分子的作用力所造成的对放射性物质的吸附现象或放射性物质机械地附着在被污染物体的表面。污染刚发生时，放射性物质与污染表面结合得比较松散，污染物能转移到其他清洁表面上去，这种污染称松散污染，也称为非固定污染。污染时间较久，放射性物质与污染表面发生了物理、化学作用或渗入到深层，放射物质与被污染表面形成牢固结合，污染难以转移，这种污染称为固定污染。

表面污染的测量方法：有擦拭法和探测仪器直接测量法两种。擦拭法是用一定面积的滤纸（通常为 $100cm^2$）擦拭被污染的表面，然后测定滤纸表面附着的放射性活度，以此评测表面污染的程度。直接测量法是用仪器探头去探测被污染物的表面。本实验用直接测量法。

去污的作用是破坏放射性核素与表面的结合，使放射性物质转移到去污剂中从而达到去污目的，去污剂主要有：

1. 表面活性剂和合成洗涤剂　如肥皂、洗衣粉是广泛使用的表面去污剂。

2. 络合剂　针对不同核素使用一定的络合剂以生成稳定的络合物，使放射性核素脱离表面。如六聚偏磷酸钠、柠檬酸、酒石酸等。

3. 无机酸(硝酸、盐酸)及其盐类　无机酸可能是某些放射性物质的溶剂。此外，有机溶剂如酒精、四氯化碳、丙酮常与无机酸混合用于多孔涂漆表面的去污。

放射性物质不同，所用去污剂就不同，甚至同一放射性核素沾染在不同性质的物质表面上时，所用去污剂也应有所不同。

内容与步骤

1. 在实验材料上用蜡笔画一直径为 1cm 的小圆，然后放在仪器的探头下测量本底，记录结果。再在小圆圈上滴加放射性 ^{32}P 溶液 0.1～0.2ml。置红外灯下烘干，然后用表面沾染仪测量污染后的放射性并记录结果。

2. 不同的去污剂对不同的材料进行去污 在污染区滴加 0.1～0.2ml 去污剂，静置 1 分钟后用棉球擦干，如此三次用红外灯将试验材料烘干，用表面沾染仪测量去污后的放射性并记录结果。

结果与数据处理

1. 将去污前后的放射性测量结果记录在表 24-1 中。

表 24-1　去污前后放射性测量结果

	木片		涂漆木片		玻璃片		塑料片	
	去污前	去污后	去污前	去污后	去污前	去污后	去污前	去污后
5% 硝酸								
5% 氢氧化钠								
5% 柠檬酸								
5% 的 TT 液								
自来水								

2. 计算不同去污剂对不同材料的去污率

$$去污率 = (去污前活度 - 去污后的活度) / 去污前活度$$

3. 评价

注意事项

1. 在测量时一定要用测量架，不能使探头与污染表面直接接触。
2. 被污染物质及使用过的去污剂和擦拭滤纸等，要按放射性物质妥善处理。

思考题

1. 为什么测量时要使用测量架？
2. 从对不同的材料去污效果上看，有什么规律？并做去污效果评价。

（吴小玲）

仿真实验部分

实验二十五 数字图像灰度变换

目的

1. 掌握数字图像灰度变换的一般方法。
2. 理解数字图像灰度变换的本质。

器材

计算机、X线影像仿真实验应用程序。

原理及软件介绍

灰度变换是处理数字图像常用的一种技术。其做法是对原图像各像素的灰度值按一定的数学模型做变换，目的是改变原始图像各像素间的对比度（不改变原始图像矩阵和尺寸）。

灰度变换分为线性变换和非线性变换两大类。

一、线性变换

满足的数学关系为线性变换函数和截取式线性函数等。

1. 线性变换函数 $g(x, y) = kf(x, y) + b$，其中 f 为原图像的像素值，g 为变换后图像的像素值，k 为选定的倍数（斜率），b 为常数（截距）。

2. 截取式线性变换函数 $g(x, y) = \dfrac{n-m}{b-a}[f(x, y) - a] + m$，其中 $f(x, y)$ 为原图像坐标 (x, y) 点像素的像素值，$g(x, y)$ 为变换后坐标 (x, y) 点的像素值，(a, b) 是原图像 $f(x, y)$ 对应（限定）的灰度范围，(m, n) 是灰度变换后图像 g 的灰度范围。可见，截取式线性函数变换是把图像值对应的灰度区间 (a, b) 变换为 (m, n)。

本实验采用简单的 $y = kx + b$ 型线性变换模型。其中 x 为原图像的像素值，y 为变换后图像的像素值，k 为选定的倍数（斜率），b 为常数（截距）。

二、非线性变换

属曲线变换，如对数变换、指数变换和其他曲线函数变换等。本实验采用对数变换（数学模型为 $y = A\log(kx)$，其中 A 是倍数，k 是系数）和指数变换（数学模型为 $y = A\exp(kx)$，其中 A 是倍数，k 是系数）。对数变换在低值区可实现灰度扩展或增强，高值区实现对比度压缩或减小。正指数变换,在低值区可压缩或减小对比度,高值区实现对比度扩展或增强;而负指数变换则与正指数变换的作用效果相反,且有灰度反转作用。

经上述数学模型由原图像像素值 x 求出的新图像的像素值 y 就改变了原图像的对比度(可能增大对比度,也可能减小对比度)。

三、直方图调整(修改)法

通过修改直方图也可改变图像对比度,在本质上也属按一定的数学模型作变换。本实验提供了直方图整体及局部修改实验内容。

由上述可见,数字图像的灰度变换本质是数学变换。

本仿真实验提供的原始图像多为低像素值(x 值小)图像(这些图像看上去偏黑,是模糊图像,看不出图像的结构),所以实验的工作主要是调整参数 A、k、b 等数值,变 x 值为 y 值,改变低对比度图像,使原低对比度图像变换后能清晰地展现原图像相关的部分或全部的图像结构。

"数字图像灰度变换"软件及后续"数字图像减影技术"、"X-CT 重建模拟"、"X-CT 窗口技术"、"几种后处理技术比较"软件由北华大学基础医学院生物医学工程教研室采用 VB6.0 编写。实验界面友好,附有帮助信息,提供大量图片。

本实验提供两组图像:第一组 20 个,是用 Photoshop 软件制作的低值区渐变数字图像,名称分别为 hb1、hb2、hb3、hb4……hb19、hb20;第二组 15 个,是一些人体 X-CT 像,名称分别为 hba、hbb、hbc、hbd……hbn、hbo。为突出灰度变换实验效果,建议使用第一组图像。

实验主界面如图 25-1 所示,包括原始图像输入及显示、图像处理相关参数输入、功能按钮、灰度变换输出图像显示等部分。其中 $y1$、$y2$ 均为线性变换,数学模型为 $y = kx + b$,可通过调节 k、b 值来改善图像显示效果。$y3$ 为对数变换,满足关系式 $y = A\log(kx)$;$y4$ 为指数变换,满足关系式 $y = A\exp(kx)$,可通过调节 A、k 值来改善 $y3$、$y4$ 图像显示效果。

在主界面中,点击"转直方图"按钮可进入直方图调节界面,进行整体直方图调节和局部直方图调节,详细操作见"内容与步骤"。

内容与步骤

一、基本实验部分

(一)线性及非线性变换

1. 打开计算机。

2. 启动"X 线影像仿真实验"应用程序。

3. 点击"开始"进入"目录"界面,共有五个实验项目,点击"数字图像灰度变换"进入灰度变换实验界面,如图 25-1 所示。观看界面上各部分结构、名称及文字描述和某些要求。

4. 在原图像名框中输入你选定的一个原图像名称(用鼠标点击界面上的"帮助"键可出现本实验提供的各个原图像的名称,均用小写英文字母表示),然后用鼠标点击界面上的"显示图像"键,则在原图像框中显示出原图像(注:看上去多数图像可能是模糊的),同时变换图像显示框中也会有图像显示,但并非本次运算结果,因本次还未进行运算,点击"清空变换图像"按键则可,或者无需理会,等运算完毕再显示时会自动改写。

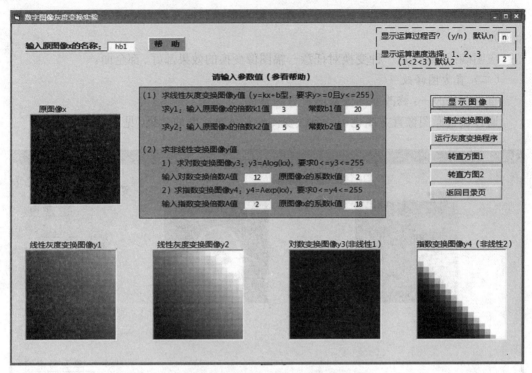

图 25-1　数字图像灰度变换实验界面

5. 在界面上提供的线性变换参数输入框中同时分别输入两个线性变换的参数 k_1、b_1 及 k_2、b_2 的数值（你选定的数值）。

6. 在界面上提供的两个非线性变换的参数输入框中同时分别输入两个非线性变换的参数 A 及 k 的数值（你选定的数值）。

注意：在上两步中输入变换参数 k_1、b_1 及 k_2、b_2 和 A 及 k 后，由原图像像素值 x 求得的变换图像的像素值 y 要控制在 0~255 之间，这是因为本实验提供的图像均为 256 灰阶图像（对应 0~255 之间的数字）。

7. 上面的两步输入完成经检查无误后，点击"运行灰度变换程序"键，于是编制好的灰度变换程序开始运行，同时进行四个变换求解四个变换图像的像素值，此时屏幕左上方出现提示"正在运行程序，请稍侯！"字样，程序运行大概需数秒至数十秒的时间。

8. 程序运行结束后，界面左上方会出现提示"程序运行结束……"字样。此时再用鼠标点击"显示图像"键，则在界面上四个变换图像的图像框中显示出经变换后的图像。

9. 观察四个变换后的图像（两个线性变换和两个非线性变换）的变换效果如何（变换后的图像是否清晰展示了原图像的结构）。

10. 如果对哪一个变换结果不满意，则调整参数值，重复上述过程，重新运行程序，重新作变换。通常第一次只能是试验性地选择参数，根据运行程序后的效果，经判断增大还是减小参数值，反复进行参数的调整，反复进行变换，直到满意为止。

11. 选用其他原图像（在原始图像名称输入框中改变原图像名称），重复上述过程（从第 4 步开始至第 10 步）。

根据具体实验课时，决定选择 5~9 幅图，调整灰度变换参数，到满意为止，并抓取每幅图满意的显示结果界面以 word 文件图文编排整理后保存在自己的文件夹里（供老师批阅）。

应明确：不是任意一种变换对任意一幅图像变换的效果都好、都全面。

（二）直方图修改

直方图修改一：修改原图像灰度直方图整体。

通过调整原图像直方图也可达到改变图像整体对比度的效果，见图 25-2 所示。

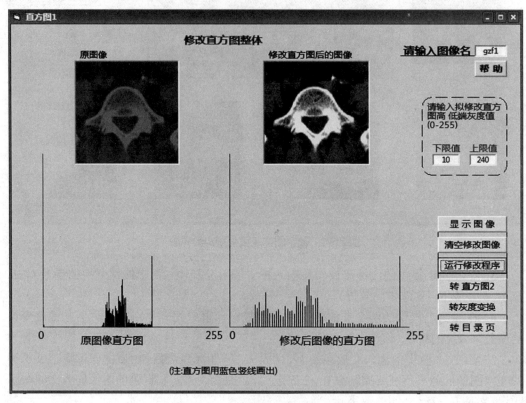

图 25-2　修改直方图整体实验界面

1．进入直方图 1 修改窗体（用鼠标点击"灰度变换"界面上的"转直方图 1"键，屏幕上显示出直方图 1 界面），观看界面上各部分结构、文字说明及要求等。

2．在界面上的图像名输入框中输入原图像名（可用鼠标点击"帮助"键查寻存在的用小写字母表示的各个原图像名称，建议对第 2 组、第 3 组数字图像进行直方图修改）。

3．用鼠标点击"显示图像"键，则原图像框中显示出原图像及对应直方图。

4．在两个输入框中分别输入修改直方图灰度的下限值和上限值（0～255 之间的数）。

5．用鼠标点击"运行修改程序"键，则调整程序开始运行，并先后显示出调整后的图像及直方图。

6．观察修改前后的直方图和图像。

7．若直方图调整的效果不好，可修改调整直方图下限和上限值，然后重新用鼠标点击"运行修改程序"键，重新运行调整程序。可反复调整，直到结果满意为止。

直方图修改二：修改原图像灰度直方图局部。

通过调整直方图灰度区间的局部可达到改变图像局部对比度的效果。

1．进入直方图 2 修改窗体（用鼠标点击界面上的"转直方图 2"键，屏幕上显示出直方图 2 界面），如图 25-3 所示，观看并熟悉界面上的各部分结构、文字说明及要求等。

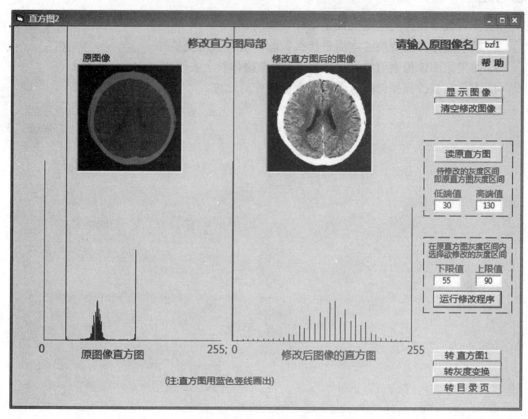

图 25-3　修改直方图局部实验界面

2．在界面上的图像名输入框中输入原图像名（可用鼠标点击"帮助"键查寻存在的用小写字母表示的各个原图像名称）。

3．用鼠标点击"显示图像"键，则原图像框中显示出原图像。

4．用鼠标点击"读原直方图"键，则先后在界面上显示出原图像、原图像的直方图和直方图所对应的灰度区间，分别在"低端值"和"高端值"文字下方的文本框中显示出来。请注意：在显示框中显示的高、低端灰度的数值不要改动。

从图 25-3 可以看出，原图像 bzf1 整幅图像素灰度值集中在 0～255 区间的一小段 30～130 内，而且更多的灰度值大约集中在 55～100 之间。我们完全可以将原图像 55～100 之间的灰度值放大到整个 0～255 区间，增大对比度，所以在"在原直方图灰度区间内欲修改的灰度区间"下方输入框内输入下限值 55，上限值 90，运行后结果如图 25-3 所示。

5．观察修改后的直方图和对应图像。若对所得图像不满意，可改变（调整）修改直方图上下限灰度值，重新运行修改程序，直到满意为止。

二、选做部分

根据学生掌握知识程度酌情选做以下各项：

1. 学生自己设计一个具有某种效果的灰度变换数学模型。
2. 学生自己设计并编写一个"灰度变换"应用软件。

思考题

1. 你对数字图像的灰度变换是怎样理解的？
2. 数字图像灰度变换的本质是什么？怎样进行灰度变换？
3. 如果原图像像素值绝大多数偏高（图像整体看上去偏白），你如何调整？
4. 为什么修改原图像直方图可改变原图像对比度？

（张瑞兰）

实验二十六　数字图像减影技术

目的

1. 通过实验进一步理解数字图像减影原理。
2. 在明确减影原理的基础上，通过观察实验效果，自己能在减影算法上有一些设想。

器材

计算机、X线影像仿真实验应用程序。

原理及软件介绍

　　减影技术是数字图像的一种处理技术，其原理为两幅数字图像相减，得两幅图像差异值部分的图像。此技术主要运用于重叠组织器官的造影后减影，以使重叠的某组织器官的影像能清晰显示。做法是先对重叠组织器官建立重叠的图像，然后对欲观察的重叠组织中的某组织器官造影，得造影后的重叠图像，最后将两幅图像相减，则去掉了不相关的重叠组织像，得到有造影剂的组织器官的影像。此技术最初用于数字减影血管造影（DSA），随着计算机数字图像处理技术的成熟，数字图像减影显示出了巨大的优越性。数字图像减影技术可采用灵活的减影方式及复杂的图像处理方法，目前已不只限于血管造影减影，已有数字关节造影、数字喉造影、数字脊髓造影、数字乳房造影、数字内镜逆行胆胰管胰腺造影等等多种应用的报告。

　　本实验提供了两组原图像及造影后图像，第 1 组共 12 对，是临床上真实的蒙片及造影图像，图名以 jy 开头，如 jya-jyaa、jyb-jybb 等。第 2 组是人为制作的数字灰度图像，图名以 j 开头，原图像名如 ja、jb、jc 等，共 12 幅，造影图像名为 jab、jac、jad 等。两组图像有别，采用了不同的算法进行减影运算，大家可以从减影结果感受其中的不同之处。

内容与步骤

一、基本实验部分

1. 打开微机。
2. 启动"X线影像仿真实验"应用程序。
3. 进入"数字图像减影技术"实验，屏幕上呈现实验操作所用的界面，如图 26-1 所示。熟悉界面。
4. 在原图像名及造影图像名输入框中输入你选定的图像名称（用鼠标点击界面上的"帮助"键可出现本实验提供的各个原图像的名称，均用小写英文字母表示），然后用鼠标点击界面上的"显示图像"键，则在下方相应图像框中显示出造影前和造影后图像（减影图像框中也可能显示图像,它并非本次减影结果,可按"清空减影图像"键清空,不清空也可,运行本次减影程序后将覆盖)。

5.点击"运算减影程序"键运行,大约几秒,很快。

6.当屏幕上出现"程序运行结束……"对话框时,点击"显示图像"看减影结果,如图26-1、图26-2所示分别为两组图像的运算结果。

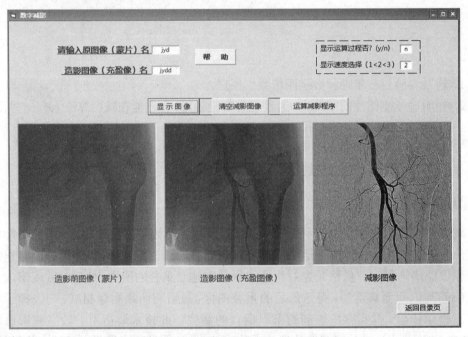

图 26-1　数字图像减影实验界面(CT 像)

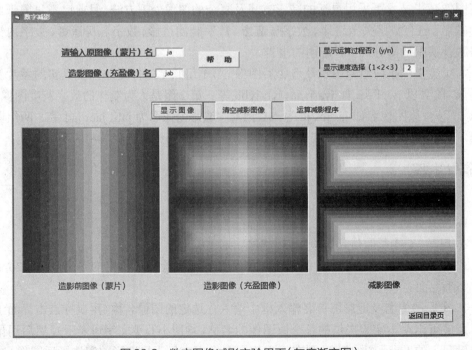

图 26-2　数字图像减影实验界面(灰度渐变图)

如此,两组图像各运行 10 对,看两组减影效果有何不同。如有必要可保存界面以供老师批阅。

二、设计部分

自己尝试设计一种减影的算法(设灰阶为 0~255)。

思考题

比较两组图像减影效果的区别,并尝试分析造成这种区别的原因,推测两种减影可能的算法。

(张瑞兰)

实验二十七　X-CT影像重建模拟

目的

1. 通过实验熟悉重建CT像的过程。

2. 体会像素大小对图像质量的影响。

器材

计算机、X线影像仿真实验应用程序。

原理及软件介绍

医学CT像包括X-CT、MRCT、UCT、ECT以及热扫描成像系统TTM（又称热CT）五大类，通常所说的CT都是指X-CT影像。后面提到的CT，如不做特别说明，均指X-CT。

CT图像重建是运用一定的物理技术，获取生物体某断层上的生物信息，采用一定的数学方法，求得该断层上的CT值分布，再应用计算机技术把此二维分布矩阵转变为灰度分布。重建过程用方框图表示如图27-1所示。

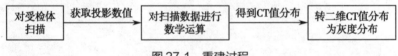

图27-1　重建过程

扫描是为获取投影（projection）而采用的物理技术，是用近于单能窄束的X线束以不同的方式、沿不同的方向、按一定的顺序对受检体体层进行投照。扫描的方式有平移扫描、旋转扫描、平移加旋转扫描等。

对生物体扫描后，获取足够的投影数据，然后采用一种数学算法，求得二维μ值分布$\mu(\chi, y)$，再将μ值分布转换成对应像素的CT值分布$CT(x, y)$。此后，通过电子计算机技术再把CT值分布转换为图像画面上的灰度图像。

本实验中用三维动画的方式模拟了对头部的平移扫描和旋转扫描，学生可以形象地感受这两种扫描的扫描方式及扫描过程。求解投影数据、像素矩阵分布、不同像素矩阵方式显示等运算程序都是应用 Microsoft Visual Basic 6.0 软件编写完成。

内容与步骤

一、基本实验部分

1. 打开计算机，启动"X线影像仿真实验"应用程序。

2. 进入目录页，点击"X-CT影像重建模拟"进入模拟扫描界面，如图27-2所示，熟悉界面。

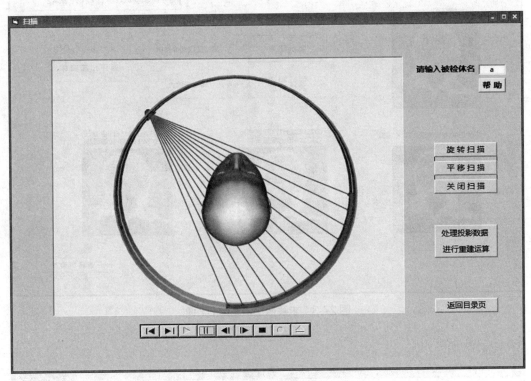

图27-2　扫描模拟

在 Text 框中输入物体名（a、b、c、d 等，参见"帮助"），点击"旋转扫描"或"平移扫描"，再点击下排的向右箭头按钮，Picture 框内开始模拟对头部扫描。图 27-2 所示为旋转扫描正进行中。

3. 扫描结束，点击"关闭扫描"按钮，然后点击"处理投影数据进行重建运算"按钮，进入求解像素值，重建 CT 像窗体，如图27-3所示。

4. 点击"显示图像"按钮，显示原始物体图（以 CT 图表示）。

5. 点击"运行程序求像素值"按钮，开始运算。状态栏内提示："正在运行程序　　请稍等！"

6. 运算完毕，显示"程序运行结束……"，再次点击"显示图像"按钮，三幅不同矩阵的图像分别显示在三个 Picture 框中。观察像素大小不同对应的图像质量的差别。

7. 为了更清楚地观察图像，请点击"转图像放大"键观看放大图像，如图27-4所示。

8. 按同样方法观察其他图像成像过程，并体会像素大小与图像质量之间的关系。

9. 回到"扫描"窗体，点按"返回目录页"回到目录窗体，单击"结束"按钮结束实验。

二、选做部分

（根据学生掌握知识程度酌情进行）

模仿原软件，在老师指导下，学生自己设计并编写一个"重建图像"应用软件。

163

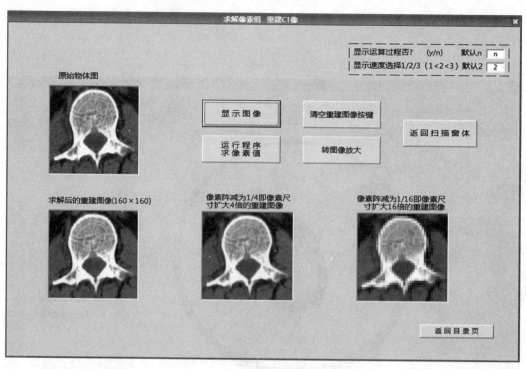

图27-3　求解像素值重建CT像

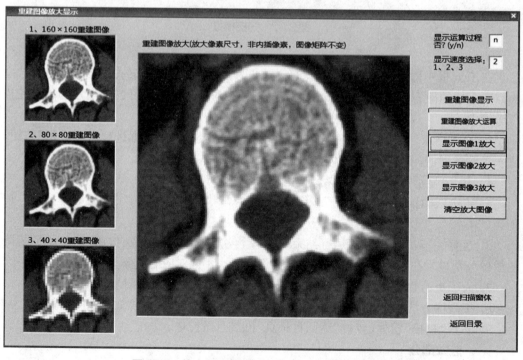

图27-4　放大显示(像素矩阵不变,像素尺寸放大)

思考题

1. CT 像的重建过程有哪几个步骤？
2. 扫描的目的是什么？扫描方式有哪几种？
3. 采用各种数学算法的目的是什么？
4. 图像矩阵大小对 CT 像有何影响？

（张瑞兰）

实验二十八　X-CT 窗口技术

目的

1. 通过实验加深对窗口技术的理解。
2. 体会不同的窗位、窗宽对图像的影响。

器材

计算机、X 线影像仿真实验应用程序。

原理及软件介绍

经扫描获取的像素 CT 值数字矩阵直接转换成的图像，往往不能直接被临床利用，必须对图像加工处理之后，才能转变为可利用的图像。"窗口技术"便是图像处理技术中最典型的一种。所谓窗口技术是指放大某段范围内灰度的技术，即把生物体中与被观察组织的 CT 值范围相对应的灰度范围定为放大的灰度范围，把放大灰度范围的上限增强为全白，把放大灰度范围的下限压缩为全黑，这样就放大或增强了局部灰度范围内不同灰度之间黑白对比的程度。如图 28-1 所示：这个被放大或增强的灰度范围称为窗口（window），放大的灰度范围上下限之差称为窗宽（window width），放大的灰度范围的平均值，即所放大灰度范围的灰度中心 CT 值称为窗位（window level）。如果用 CT 值表示，则

$$窗宽 = CT_{max} - CT_{min}$$
$$窗位 = \frac{CT_{max} + CT_{min}}{2}$$

要观察的病变组织不同，应选择的窗位、窗宽也不同，需根据理论，结合经验选择合适的窗位、窗宽。

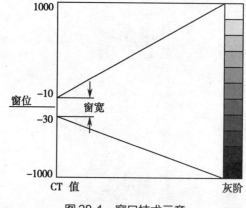

图 28-1　窗口技术示意

　　实验界面如图28-2所示，包括原始图像输入及显示、窗宽窗位值输入、功能按钮、输出图像显示窗口等。本实验软件提供了2组图像，第1组图像共9幅，名为aa、bb、cc、dd、ee、ff、gg、hh、ii，为真实CT像还原而得的低值图像；第2组是用软件制作的按一定灰度分布的数字图像。建议在时间有限的情况下，对第1组CT像进行开窗口实验。输出图像窗口提供了3个，便于比较效果，更快、更好调节。其中部分图像可要求学生开双窗口。通过本实验可深刻体会窗口技术、掌握窗口技术。

内容与步骤

一、基本实验部分

1．打开计算机，启动"X线影像仿真实验"应用程序。

2．点击"X-CT窗口技术"进入窗口技术实验界面，如图28-2所示，熟悉界面。

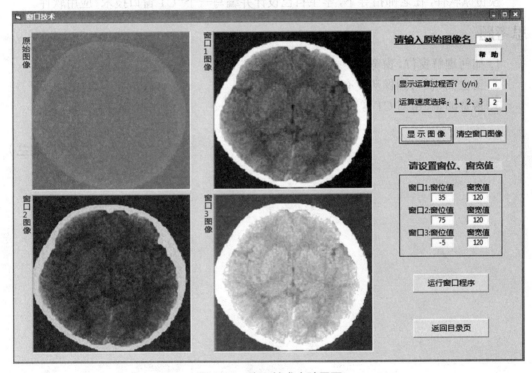

图28-2　窗口技术实验界面

　　3．在原图像名Text框中输入原始数字图像名（参见帮助），窗口1、窗口2、窗口3的窗位、窗宽Text框中分别输入数值，点击"运行窗口程序"开始运行。屏幕提示："正在运行程序　　请稍等！"

　　4．运算完毕，屏幕上显示"程序运行结束……"对话框。

　　5．点击"显示图像"按钮，在窗口1、窗口2、窗口3 Picture框中将显示运行结果，如图28-2所示。

　　提示：为便于比较，通过试选，在初步找到较合适窗位、窗宽的基础上，再进行细调时，窗位、窗宽值可保持一个量不变的情况下，调节另一个量。

6. 重复第 3~5 步,给表 28-1 中各图开窗口,输入不同的原始图像名,选择不同的窗位、窗宽,运行窗口程序,观察运行结果,为每个原图找出你认为最理想的窗位、窗宽填入表 28-1 中。

7. 点按"返回目录页"按钮,退到目录窗口,再按"结束"按钮结束实验。

表 28-1　不同 CT 像开窗口情况

原物名	aa	bb	cc	dd	ee	ff	gg
窗位							
窗宽							

二、选做部分

(根据学生掌握知识程度酌情进行)

模仿原软件,在老师指导下,学生自己设计并编写一个"CT 窗口技术"应用软件。

思考题

1. 如何理解窗位、窗宽?

2. 窗位高、低对图像灰度有何影响?

3. 窗宽的宽、窄对 CT 像有何影响?

（张瑞兰）

实验二十九　几种后处理技术比较

目的

1. 通过本实验体会 CT 影像再加工处理的必要性。
2. 了解几种图像后处理技术的基本原理。

器材

计算机、X 线影像仿真实验应用程序。

原理及软件介绍

CT 图像的后处理技术，是根据一定的数学方法应用计算机技术和电子技术，对已获取的像素 CT 值数字矩阵进行有目的的再加工处理，使图像能被方便识别和辨认，以利快速地获取准确诊断信息的技术。

图像后处理技术中除典型的窗口技术外，常用的再加工处理有：对图像的加、减、过滤、局部放大或缩小、直方图处理等。其中对图像的过滤处理是更为有用的一种。图像过滤的基本原理是在处理图像矩阵中的每一像素值时，都要考虑该像素和与之相邻的各像素之间的关系，并通过一定的数学计算得出该像素的新数值。通过不同的数学计算会获得不同的过滤效果。本实验介绍了四种常用的滤波技术，分别是平滑滤波、阴影滤波、边缘增强滤波和轮廓滤波。图 29-1 所示是对一典型的 3×3 图像矩阵像素值的过滤处理。其中 A、B、C、D、E、F、G、H、I 分别为各点所对应的像素值，E' 为对应于 E 的经过滤波处理后的像素值。

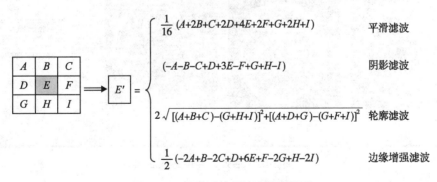

$$E' = \begin{cases} \dfrac{1}{16}(A+2B+C+2D+4E+2F+G+2H+I) & \text{平滑滤波} \\[2mm] (-A-B-C+D+3E-F+G+H-I) & \text{阴影滤波} \\[2mm] 2\sqrt{[(A+B+C)-(G+H+I)]^2+[(A+D+G)-(G+F+I)]^2} & \text{轮廓滤波} \\[2mm] \dfrac{1}{2}(-2A+B-2C+D+6E+F-2G+H-2I) & \text{边缘增强滤波} \end{cases}$$

图 29-1　几种后处理技术数学模型

除滤波外，本实验还对原图像进行了灰度反转、镜像、旋转、相加减等处理。所谓灰度反转，就是黑变白，白变黑，黑白颠倒。每一个像素的像素值不与周围相邻像素发生关系,只是用 255 分别减去各像素所对应的灰度值,即可得到新的灰度分布,实现灰度反转。

本实验软件包括后处理技术一、后处理技术二、后处理技术三、后处理技术四共 4 个界面,可进行多种后处理技术实验。

内容与步骤

一、基本实验部分

1. 打开计算机,启动"X 线影像仿真实验"应用程序。

2. 在实验动画片头中,点击"开始"进入目录页,在目录页中点击"几种后处理技术比较",进入实验环境,界面如图 29-2 所示,熟悉界面。

3. 在"原图像名"Text 框中输入物体名(参见帮助),点击"显示图像"按钮显示原图,再点击"运行程序"开始运行 CT 影像后处理技术程序。屏幕上提示:"正在运行程序   请稍等!"

4. 运算完毕,显示"程序运行完毕……",点击"显示图像"键显示处理结果。在六个 Picture 框中将分别显示原图像及灰度反转、阴影滤波、平滑滤波、边缘增强、轮廓滤波五种后处理图像,如图 29-2 所示。观察比较各种后处理效果的优缺点。

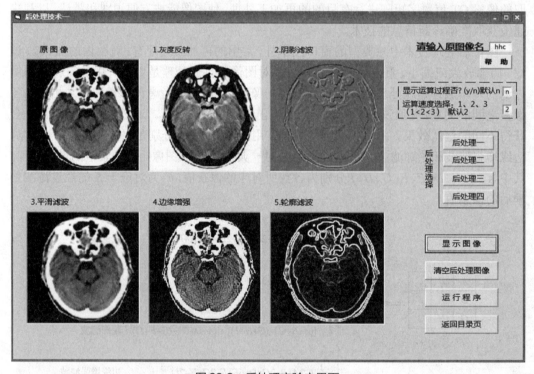

图 29-2　后处理实验主界面

5. 重复第 3、4 步,对其他 CT 影像和一些数字图形图像进行各种后处理。观察、比较、总结各种后处理技术的优点。

6. 点击"后处理二"进入镜像、旋转等处理界面,如图 29-3 所示。

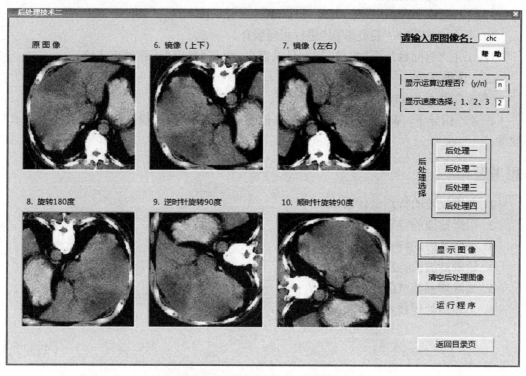

图29-3　后处理技术二实验界面

7. 输入图像名，显示图像，运行程序，观察结果。

8. 点击"后处理三"进入加减处理界面，如图29-4所示。

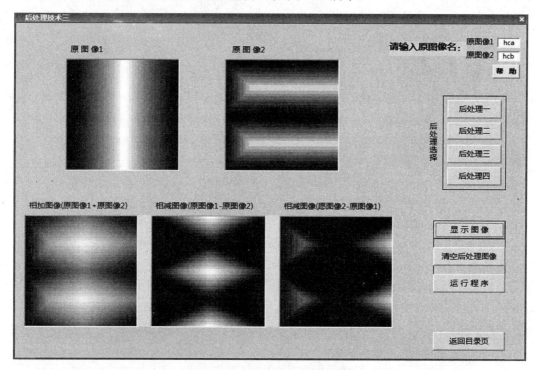

图29-4　后处理技术三实验界面

9. 输入图像名，显示图像，运行程序，观察结果。

10. 同样方法进入"后处理四"进行相应操作。

11. 点按"返回目录页"按钮，退到目录窗口，再按"结束"按钮结束实验。

二、选做部分

（根据学生掌握知识程度酌情进行）

在老师指导下，基本明确程序思路，并能仿照原程序，自己设计、编写"后处理技术"软件。

思考题

1. 灰度反转的特点是什么？

2. 阴影滤波的特点是什么？

3. 平滑滤波的特点是什么？

4. 轮廓滤波的特点是什么？

5. 边缘增强滤波的特点是什么？

6. 上述后处理技术的本质是什么？

（刘迎九）

实验三十　Ａ型超声波诊断仪的基本原理及其应用

目的

1. 通过仿真实验熟悉Ａ型超声波诊断仪的基本原理。
2. 掌握Ａ型超声波诊断仪的测距原理。
3. 学会用Ａ型超声波诊断仪测量介质的声阻抗。
4. 加深理解超声波和超声波传播的特性。

器材

计算机，"Ａ超基本原理及其应用"应用软件。

原理及软件介绍

Ａ超基本原理、Ａ超测距基本原理及声阻抗测量方法介绍请参阅实验十。

本实验软件是利用 Flash Builder 4 软件编写。运行后出现实验仪器、步骤及实验说明介绍页面，由该页面可进入实验环境。实验主界面如图30-1所示，同时显示了仿真Ａ型超声波诊断仪、模拟实验水槽和测量记录三大部分。可通过点击仿真Ａ型超声波诊断仪相应按钮，选择超声频率以及调节"辉度"、"聚焦"、"增益"及"抑制"。在模拟实验水槽显示部分，挡板或有机玻璃块用鼠标进行拖移。点击"Ｉ"按钮显示标尺，点击"Ｈ"按钮保持显示。始波强度、反射波强度和测量位置时标值在示波器下方实时显示。记录相应数据填入表中后，程序自动给出相应的测量值及该次测量的相对误差。该软件可进行仿真超声测量距离、超声测量厚度、超声声速和声阻抗等实验项目。

内容与步骤

1. 打开计算机。
2. 运行"Ａ超基本原理及其应用"应用软件。
3. 首先出现实验仪器、步骤及实验说明介绍页面，仔细阅读至最后一页"模拟实验说明"，再点击该页面进入实验环境，出现如图30-1所示界面。
4. 点击"On/Off"按钮，调节"辉度"及"聚焦"按钮使波形清晰，亮度适中。调节"增益"及"抑制"按钮，尽可能使二次回波消失。"频率选择"可置于 1.25MHz（或 2.5MHz 或 5MHz）。
5. 测量距离
（1）探头频率选择 1.25MHz，调节水槽中挡板位置，分别置于距离为 A、B、C、D 处，

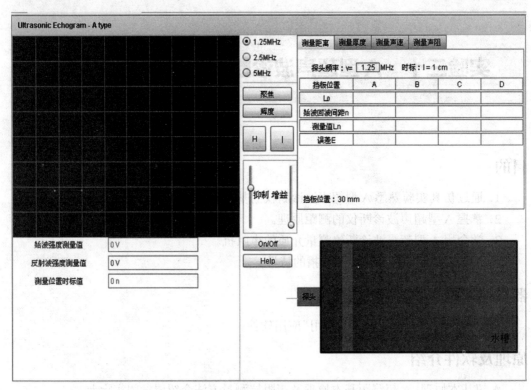

图 30-1　实验环境界面

点击"I"按钮显示标尺，移动标尺位置记录显示屏上始波与回波之间的读数 n，填入右侧表格中（表 30-1），程序自动给出相应的测量值及该次测量的相对误差。

（2）探头频率分别选择 2.5MHz 及 5MHz，重复上述实验步骤。

6. 测量待测物体厚度

（1）调节待测物（有机玻璃块）于水槽中任一位置。探头频率选择 1.25MHz，观察两端面的反射回波，记录在荧光屏上的位置，填入表 30-2 中。程序自动给出被测量物的厚度及此次测量的相对误差（有机玻璃的声速为 $c = 2734\text{m} \cdot \text{s}^{-1}$）。

（2）探头频率分别选择 2.5MHz 及 5MHz，测量待测物体同一位置，观察反射回波幅度的变化，即超声波在传播过程中频率对超声波强度衰减的影响。

7. 测量超声波在待测物中的声速　将有机玻璃块的厚度 10cm 作为已知数，重复步骤 6 中的步骤（1），测出待测物两界面回波之间的距离，填入表 30-3 中，程序自动给出超声波在待测物中的声速。改变有机玻璃块在水槽中的位置，重复测量 4 次。最后程序自动给出 4 次测量声速结果的平均值。

8. 测量声阻抗　测出水与空气交界面反射回波幅度，将被测物体放置水槽的上方代替空气，测出水与被测介质交界面反射幅度，填入表 30-4 中。程序自动给出被测物的声阻抗（水的声阻抗为 $Z_0 = 1.45 \times 10^6 \text{kg} \cdot \text{m}^{-2} \cdot \text{s}^{-1}$）。该步骤重复 3 次，最后程序自动给出 3 次测量结果的平均值。

9. 关闭程序结束实验。

结果与数据处理

1. 测量距离

表 30-1　探头频率：$v=$ _____MHz　　时标：$l=$ _____cm

挡板位置	A	B	C	D
L_0(cm)				
始波与回波间刻度数 n				
测量值 L_n(cm)				
$E=\dfrac{|L_0-L_n|}{L_0}\times100\%$				

2. 测量物体厚度

表 30-2　探头频率：$v=$ _____MHz　　时标：$l=$ _____cm　　$c_{有机玻璃}=2734\text{m}\cdot\text{s}^{-1}$

被测物	L_a(cm)	L_b(cm)	$L_1=|L_b-L_a|$ (cm)	L_2(cm)	$E=\dfrac{|L_0-L_2|}{L_0}\times100\%$
长					
宽					
高					

3. 测量声速

表 30-3　探头频率：$v=$ _____MHz　　时标：$l=$ _____cm　　$c_{水}=1450\text{m}\cdot\text{s}^{-1}$

测量次数	待测物厚度(cm)	回波间距(cm)	声速 $c_{待测物}$(m·s^{-1})	声速平均值 $\bar{c}_{待测物}$(m·s^{-1})
1				
2				
3				

4. 测量声阻抗

表 30-4　水的声阻抗：$Z_0=$ _____kg·m^{-2}·s^{-1}

测量次数	反射幅度 P_{r0}	反射幅度 P_{rx}	声压反射系数 r_p	声阻抗 Z_x	声阻抗平均值 $\bar{Z}_x$(kg·m^{-2}·s^{-1})
1					
2					
3					

思考题

1. 超声测距是以超声波的哪些物理特性为依据的？

2. 第一次回波的许多杂波是怎样产生的？为什么调节增益、输出、抑制可以使二次回波减小或消失？

3. 超声测量中，为什么一定要在探头和被测物体表面之间涂上水或石蜡等耦合剂？

（吴小玲）

实验三十一　B 型超声波成像原理

目的

1. 理解 B 型超声波成像的基本原理。
2. 了解辉度调制方式显示超声回波。
3. 了解电子扫描在成像中的作用。

器材

计算机、"B 超成像原理"应用软件。

原理及软件介绍

B 型超声成像是将人体组织声特性阻抗的变化转换成一个二维矩阵,通过对空间进行扫描形成的平面结构与之一一对应,用位置编码记录超声波传播方向上的有关信息,对被成像的人体组织进行定位,深度的信息则根据脉冲发射与回波之间的时间差计算并获取。

一、声束扫描

声束掠过某剖面的过程称为扫描。起初 B 型超声成像采用手动和机械扫描,即探头或声束的移动是手动和机械控制运动。这两种扫描方式的共同缺点是扫描速度慢,探头的移动又受人体表面的限制,所以在线阵式、面阵式探头开发出来后采用了电子扫描,大大提高了扫描速度。电子线性扫描是以线阵式探头为基础,以电子开关或全数字化系统控制阵元组顺序发射来实现的。阵元数已从早期的 40、120 发展到现在的 256、400 等。每次发射和接收声波时,将若干个阵元编为一组,由一组阵元产生一束扫描声束,并接收信号,然后由下一组阵元发射下一束,并接收。扫描声束发射按阵元组顺序,相当于一个声束线性平移,进行扫描。

现代 B 超成像仪可通过连续不断地扫描,观察运动性脏器二维形态的动态情况,满足实时动态显示运动性脏器(心脏)二维形态的 B 型超声成像,也称二维超声心动图。它的技术进步主要体现在数字化转换技术、宽能带换能探头阵列以及超声成像仪的计算机控制。其动态扫描着重体现在换能器探头的机械周期性运动或电子束驱动的阵列方式能连续显示图像的能力。

二、辉度调制

B 超采用辉度调制方式显示图像,即每次接收到的回波信号经过处理后加在显示器 z 轴上,调制其亮度。探头阵列发射扫描声束,各个不同位置的深度方向所有界面的反射回波送至显示器,对应图像上一个个光点,光点的强弱代表回波信号幅度的大小。当一帧扫描完成,便可得到一幅超声束所在平面的二维超声断面图像。B 型超声成像因其成像方式采用辉度调制而得名,也称二维超声成像。

三、空间定位

B 型超声成像是使深度方向所有界面反射回波,以光点的形式在显示器垂直扫描线上显示出来(y 轴表示脏器深度),多个界面的回波形成一系列垂直亮点,由 y 通道的扫描电压锯齿波完成。随着扫描声束的运动,每条垂直扫描线上都有一系列反射超声波,使之按时间先后顺序在显示器水平轴上显示出来(x 轴表示脏器水平位置),由 x 通道的扫描电压锯齿波实现(即帧扫描),而帧扫描则一定要和扫描声束的实际位置严格对应,否则显示的断面图像就会失真,无法根据断面图像来确定组织的相应位置。

本实验软件是利用 Flash Builder 4 软件编写。运行后出现仿真实验说明页面,由该页面可进入实验环境。实验主界面如图 31-1 所示,同时显示了仿真示波管、模拟胎儿和相应按钮。在界面上可显示 X 扫描锯齿波和 Y 扫描锯齿波,并可对扫描同步与否进行选择,扫描速度也可调节。

内容与步骤

1. 打开计算机。

2. 运行"B 超成像原理"应用程序。

3. 出现如图 31-1 所示界面,点击"启动"按钮开始 B 超成像仿真,图 31-2 所示为成像仿真过程中截图。

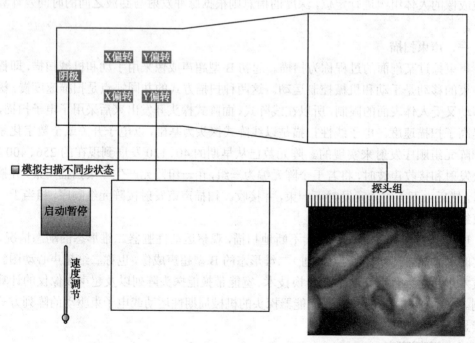

图 31-1　实验主界面

4. 扫描声束发射按阵元组顺序,相当于一个声束线性平移。图 31-2 上部为示波管成像示意图,阴极连接探头,每次接收到的回波信号经过处理后加在显示器 z 轴(阴极)

上，根据回波幅度调节电子束的强度来调制其亮度。我们用颜色标识，颜色越亮电子束强度越大，成像点越亮；颜色越暗电子束强度越小，成像点越暗。

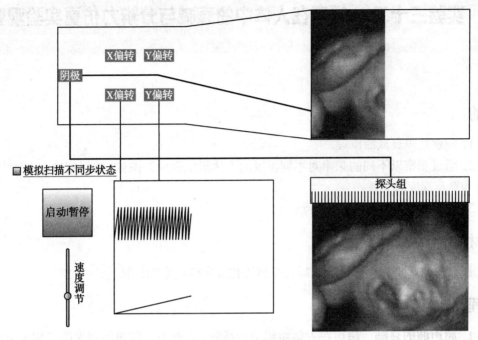

图 31-2　B 超成像仿真

5. 图 31-2 左下为加在 x 和 y 通道的扫描电压锯齿波形示意。红色表示 x 通道扫描电压，周期较长，和探头组切换同步，蓝色表示 y 通道扫描电压，和单探头回波时间同步。图像中 y 轴表示回波深度，x 轴对应声束扫描的位置，由此合成一幅矩形超声断面图像。

6. 调节"速度调节"按钮可以改变成像速度的快慢。

7. 选择"模拟扫描不同步状态"，点击启动 / 暂停按钮则可以观察扫描参数选择不当所产生的失真，为当帧扫描与扫描声束的实际位置不严格对应时，如帧扫描周期已完成，而扫描声束的实际位置没结束，显示的失真断面图像。

8. 关闭程序结束实验。

思考题

1. 比较 M 型超声与 A 型、B 型超声的相同之处。

2. 如何理解图像翻转和图像冻结？

3. 在超声成像技术的三个物理假定基础上，理解超声伪像是如何形成的？

（吴小玲）

实验三十二　超声在人体中的衰减与分辨力仿真实验观察

目的

1. 理解超声衰减的原理。

2. 通过观察以不同的频率对不同深度的人体组织所成的图像，掌握超声在人体中衰减与频率及深度的关系。

3. 理解衰减补偿的原理及特点。

器材

计算机、"超声在人体中的衰减与分辨力仿真实验观察"软件。

原理及软件介绍

1. 超声波的衰减　超声在人体组织中传播时，随着距离的增加强度降低称为衰减，衰减的原理很复杂，因为不同的波形在不同的组织中遵循不同的衰减规律，但总体上可以分为两类，一类称为吸收衰减，它的本质是声能转化为其他形式的能量。吸收机制主要由于介质黏滞性，介质质点运动时相互产生弹性摩擦使一部分声能变成了热能，产生黏滞吸收。也可能通过介质的传导把一部分热能辐射出去，称为弛豫吸收或热传导吸收。目前从微观角度的研究还认为在生物体软组织中蛋白质成分的张弛过程是引起吸收的一个重要因素。另一类是由于声束本身的扩散使单位面积中的能量下降，比如产生的反射、折射与散射的结果使能量不再沿原来的方向传播，使原来传播方向上的声强减少，而超声的总能量并没减少。实验表明衰减规律为

$$I = I_0 e^{-\alpha x}$$

α：声强衰减系数，单位：mm^{-1}，可以证明 $\alpha = \beta f_{MHz}$；β：衰减常数，单位：$\mu s \cdot mm^{-1}$，不同生物组织 β 不同，所以衰减规律为：$I = I_0 e^{-\beta f_{MHz} x}$。表 32-1 给出了生物组织的超声衰减常数。可以看出随频率与深度增加衰减很快增加，衰减快慢用 $dB \cdot (MHz \cdot cm)^{-1}$ 表示。把人体软组织的平均衰减系数取为 $1 dB \cdot (MHz \cdot cm)^{-1}$。在 $1 \sim 15MHz$ 范围，人体组织对超声波的吸收系数几乎与频率成正比，是制约深度测量的重要因素。

2. 分辨力、频率与深度　分辨力是描述成像系统能分辨空间尺寸的能力，即能把两点区分的最短距离，超声成像的分辨力有横向分辨力和纵向分辨力，前者指垂直于声束方向上的分辨力，后者指沿波传播方向的分辨力。从分辨力角度，频率越高，波长越短，声束的指向性越好。在近场时距离近，发散角小，横向、纵向分辨率都提高。但从穿透深度的角度看，工作频率越高，衰减成正比增加，使探测深度减小。所以在实际中只能在深度与频率之间综合考虑得到最佳选择。比如在眼科中深度小（不足 10cm）可选较高频率

以得到好的分辨率，一般用 10MHz。如在腹部因穿透距离大（20cm 左右）只能用较低的频率，B 超中通用频率为 3.5MHz。目前一般用动态频率扫描器。就是使扫描器发射频率能随探测深度不同而改变。

表 32-1　生物组织的超声衰减系数

人体组织	衰减系数（μs•mm⁻¹）	频率范围（MHz）
眼球玻璃体液	0.10	6～30
血液	0.18	10
脂肪	0.63	0.8～7.0
延髓（顺纤维）	0.80	1.7～3.4
脑	0.85	0.9～3.4
肝	0.94	0.3～3.4
肾	1.00	0.3～4.5
脊髓	1.00	1.0
延髓（横越纤维）	1.20	1.7～3.4
肌肉（顺纤维）	1.30	0.8～4.5
心肌	1.80	0.3～4.5
眼球晶状体	2.00	3.3～15
肌肉（横越纤维）	3.30	0.8～4.5
颅骨	20.00	1.6
肺	41.00	1.0
软组织（平均）	0.81	

3. 衰减补偿　由于超声波的衰减，使得处于不同深度的相同组织采集到不同强度的信号，不能客观反映生物组织的真实状况。一般用增益补偿来弥补。由表 32-1 可以看出，在一般组织中衰减系数差别不大。为简单计，假设各种介质中的衰减系数均匀一致，以此为前提确定增益补偿。但实际情况是差别不大并不是无差异，均按一个标准进行增益补偿，对于衰减系数小的会形成"过补偿"，形成强回声区，产生伪像，比如声束经膀胱后由于尿液衰减系数小没有多少减弱，形成过补偿，呈现强回声。又如对吸收系数大的如大量纤维组织等，使其后方形成弱回声区产生"衰减型声影"伪像。

4. 本软件通过对人体用超声成像仪实际操作的摄影、录像、屏幕截图及动画模拟组合形成，介绍了彩色超声诊断仪的结构，充分利用多媒体手段，通过图片和动画剖析了彩色超声诊断仪的成像及诊断原理，既有模拟动画的原理展示，又有实际仪器的动态扫描过程，模拟了对身体各组织包括软组织、身体各器官、腺体、血管及血流的成像诊断原理，探头和仪器参数选择的效果和必要性，展示了相应的图像。

内容与步骤

1. 打开计算机。

2. 运行"超声在人体中的衰减与分辨力仿真实验观察"软件，进入实验界面，如图 32-1 所示。

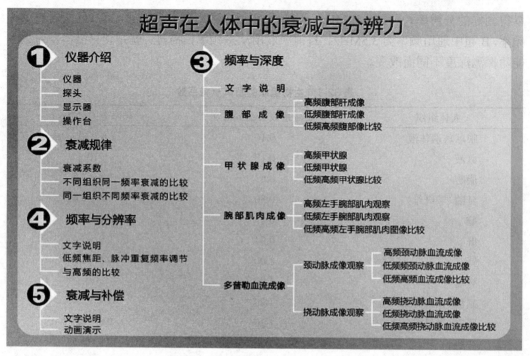

图 32-1　超声在人体中的衰减与分辨力仿真实验观察主界面

3. 点击"仪器介绍"下各个部分,了解超声诊断仪的构造组成。

4. 点击"衰减规律"各按钮,了解人体组织超声衰减系数、衰减特点。画面中选取颅骨、软组织、心肌、血液四种衰减系数差别较大的不同组织,作出低频和高频情况下的衰减曲线、又分别作出这四种组织在不同频率下的衰减曲线进行比较,使大家了解超生衰减与组织和频率密切相关。

5. 点击"频率与深度"各个按钮,观察、比较用高频线阵探头、低频凸阵探头分别对深部组织(比如肝脏)成像;对浅表(手腕皮下肌肉、甲状腺)成像,对颈动脉血管、桡动脉血管成像。由所成图像可见,当用 C5-2 探头,将频率调到 3.5MHz 能使肝脏很好地成像,如改用 L12-5 高频超声波,成像过程显示穿透 5~7cm 后基本无信号了。研究表明,在 1~15MHz 范围人体组织对超声波的吸收系数几乎与频率成正比,是制约深度测量的重要因素。虽然高频声束方向性好,分辨率高,由于衰减与频率成正比的原因,对于必须使用低频的深处测量,尽量通过其他的辅助手段提高分辨率。在实际成像中,只能在深度与频率之间综合考虑得到最佳选择,所以改变探头频率用于不同深度的组织成像,是超声成像的特色之一。

6. 点击"频率与分辨率"中各按钮,观察用低频探头对浅表部位成像,理解和分析低频穿透性好、信号损失小但并不适用浅表部位的原因。界面显示的是用低频探头对甲状腺成像,虽经调焦距、调节重复频率、拉伸、放大等各项措施仍得不到清晰的图像,与其花大力来提高成像质量,不如换为高频直接成像。频率低,声束发散角大,指向性差,分辨力低,噪声大,虽然焦距可调节,但效果也不好。频率高,波长短,声束的指向性越好。在近场时距离近,发散角小,横向纵向分辨率都提高。在实际中只能在深度与频率之间综合考虑得到最佳选择。

7. 点击"衰减与补偿"各按钮,超声成像是回波成像,由于衰减的存在,浅部回波强,深部回波弱,不能真实反映组织情况,必须补偿。动画给出了补偿的原理,补偿是一个非常复杂的过程,在仪器设计与制作中常常为了简单,假设人体中各组织的吸收系数均匀一致,这就产生了补偿不足和过补偿伪像,通过分析正常组织与患病组织伪像的差别也可以进行临床辅助诊断。所以掌握伪像产生的原理、正确分析伪像对解决临床实际问题有重要意义。请注意观察补偿不足和过补偿图像,分析为什么。

思考题

1. 超声成像仪主要由哪几部分构成?

2. 为什么超声衰减影响穿透深度?如何处理该问题使不同深度的组织都能很好成像?

3. 为什么低频探头不能很好地对浅表组织成像,高频探头不能很好地对深部组织成像?试解释实验中给出的图像。

4. 为什么不同组织超声衰减系数不同是超声组织成像的基础?为什么利用各组织吸收系数基本一致为前提进行衰减补偿是可行的?为什么欠补偿与过补偿的存在只要认识清楚并不会影响诊断,甚至有助于诊断?

（侯淑莲）

实验三十三　亥姆霍兹线圈磁场及梯度磁场的调节与测量

目的

1. 了解亥姆霍兹线圈磁场与梯度磁场的特点。
2. 学习仿真测量亥姆霍兹线圈磁场与梯度磁场的方法。

器材

计算机、"亥姆霍兹线圈磁场及梯度磁场的调节与测量"仿真实验软件。

原理及软件介绍

原理请参阅实验十七。

仿真实验主界面如图 33-1 所示，点击仿真按钮进入实验界面，见图 33-2。

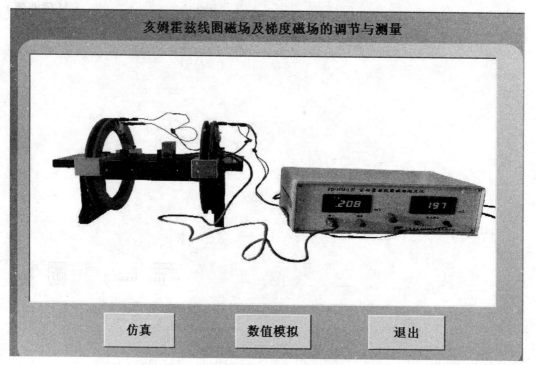

图 33-1　仿真实验主界面

选择线圈电流方向，选反向，可模拟梯度实验测量，选同向，可模拟亥姆霍兹线圈磁场测量。

另外,点击仿真实验主界面上的数值模拟也可进行 I、d 和 R 等其他数值的模拟实验,进行绘图,观察 B-x 曲线。

内容步骤与数据处理

1. 点击主界面上的仿真按钮进入实验,如图 33-2 所示。

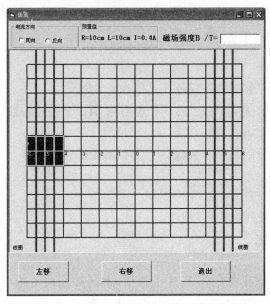

图 33-2 实验界面

2. 亥姆霍兹线圈轴线上各点磁感应强度测量 将线圈 A 与线圈 B 之间间距调节到与线圈半径相等,即 $d=R=10\mathrm{cm}$,选择两线圈通同样方向电流,电流为 $I=400\mathrm{mA}$ 时,左右移动毫特计探头(蓝色方块),测轴线上各点的磁感应强度值 B,数据计入表 33-1 中。

3. 梯度磁场的设计 使两线圈间距为 $d=R=10\mathrm{cm}$,选择两线圈中的电流方向相反,电流为 $I=400\mathrm{mA}$ 时,左右移动毫特计探头(蓝色方块),测量轴线上各点的磁感应强度值 B 值,数据计入表 33-1 中。

表 33-1 磁感应强度 B 与位置 x

x(cm)		−5	−4	−3	−2	−1	0	1	2	3	4	5
B(mT)	电流同向											
	电流反向											

画出两线圈电流同向时 B-x 曲线;画出两线圈电流反向时 B-x 曲线。

思考题

简述亥姆霍兹线圈磁场与梯度磁场的应用。

(刘东华)

实验三十四　连续谱磁共振

目的

1. 通过仿真实验了解磁共振现象及其原理。
2. 掌握通过调节射频频率或主磁场强度得到 ^1H、^{19}F 磁共振信号的方法。
3. 学习一种测量磁场强度的方法。
4. 学习测量原子核的旋磁比 γ_F、g 因子和核磁矩的方法。

器材

计算机、"连续谱磁共振实验"软件。

原理及软件介绍

1. 磁共振原理　置于主磁场 B_0 中的氢核,其磁矩相对于磁场有正平行和反平行两个取向,在磁场中旋进,产生附加能量,$\Delta E = \pm \dfrac{1}{2} g \mu_N B_0$(反平行磁矩取正号),叠加于原基态能级 E_0 之上,使 E_0 分裂为二个能级,显然分裂的裂距 $A = g \mu_N B_0$,当射频脉冲 RF 频率

$$h \nu_{RF} = A = g \mu_N B_0 = \frac{h \omega_N}{2\pi}$$

$$\omega = \gamma B_0 \left(\gamma = g_I \frac{e}{2 m_p} \right)$$

时,处在低能态核吸收该能量跃迁至高能态称为共振吸收,高能级不稳定,会回到正平行的状态,同时放出能量 $h\nu = A$,这个现象称为磁共振。

2. 共振吸收峰的测量技术(把理论转化为实际的实验观察)

(1)实验装置如图 34-1 所示,仪器由永磁铁、边限振荡器、扫场电源、频率计、高斯计,示波器等组成。其中边限振荡器提供 19～25MHz 射频电磁波,之所以称为边限震荡是为了尽快找到共振频率,人为地制作射频线圈,使振荡频率处于稳定振荡与不振荡边缘状态的 LC 振荡器,可小范围调节,由射频样品线圈和电容器构成,称作探头。样品放在振荡线圈中,振荡线圈和样品一起放在磁铁中。

(2)扫频法使观察吸收峰成为可能:从理论上讲,只要投射的 RF 射频量子满足 $h \nu_{RF} = A = g \mu_N B_0 = \dfrac{h \omega_N}{2\pi}$ 就发生磁共振吸收。实际情况是:若 RF 连续投射则在极短的时间内就达到动态平衡,即由低能级到高能级吸收能量的核数与由高能级跃迁到低能级的核数相等,对于外界没有共振吸收或发射,这种情况称为饱和。外界接收不到共振信号,也就观察不到。如果射频不变,连续周期性改变主磁场强度,使磁共振间断发生,就能观

186

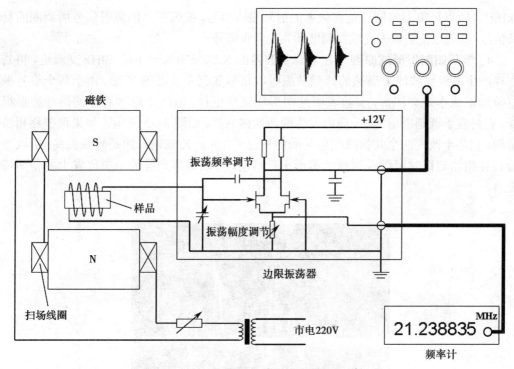

图 34-1　磁共振试验仪装置框图及连线示意

察到共振吸收,这种方法称为扫场法。也可以连续改变 RF 频率,称为扫频法。本实验中用的是扫频法,比较简单。其方法是在主磁场 B_0 上叠加一个低频交变的弱磁场 B_m,氢核感受到的主磁场强度 $B_z^0 = B_0 + B_m$, B_m 用 50Hz 市电经降压获得,射频频率在小范围连续变化。仿真软件中通过动画给出了扫频法的原理,动画截图见图 34-2。

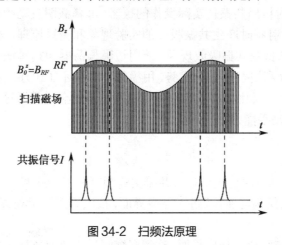

图 34-2　扫频法原理

3．共振吸收峰产生原理　当探头振荡器振荡频率近似等于共振频率时,射频磁场被样品吸收使振荡器停振,振荡输出幅度大幅度下降,大量处于低能态的原子核跃迁到高能态,高能态不稳定,返回低能态时把多余的能量以电磁波的形式辐射出去,产生信号也由射频线圈接收。入射射频信号是高频(MHz)而辐射信号(由于裂距小)是低频信号

187

（kHz）。所以采集到的信号是高频率的射频吸收信号，被低频率的辐射信号所调制的复杂信号，一般经检波滤去高频得到低频共振吸收信号。

4．李萨如图形形成原理　在双踪示波器的 X 轴处输入一小的 50Hz 交流电，将共振仪产生的经检波滤去高频的低频共振吸收信号加到示波器的 Y 轴，由于两个信号垂直叠加形成李萨如图形，实验表明此图形稳定性更佳，由两个形状对称的信号波形组成，它对应于调制磁场 B_z^0 一周内发生的两次磁共振，如图 34-3 所示。如果调节移相器旋钮，相当于改变两个共振吸收信号间的相位差，由于 X 轴输入的是等幅振荡，所以当旋转移相器旋钮时可以看到两个图形平行移动，可以调节到屏的中央位置上并使两峰重合。

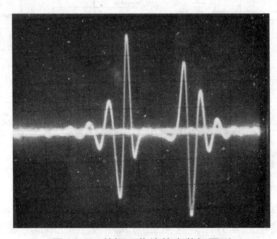

图 34-3　共振吸收峰的李萨如图形

5．本软件通过对核磁共振仪实际操作的摄影、屏幕截图及动画模拟组合形成，再现了在发射连续谱 RF 射频时产生共振吸收的实验现象和测量原理。例如由于饱和，宏观上观察不到原子核的微观共振吸收现象，使用边限振荡器和扫频法实现宏观显示，但原理不好理解。本软件利用多媒体的优势，用模拟动画演示了上述过程，学生很容易理解实验现象和测量原理。又比如将真实仪器调试和测量的全过程通过多媒体展示出来，引导学生动手，提高了动手能力。

内容与步骤

1．打开计算机。运行"连续谱核磁共振实验"软件，呈现主界面，如图 34-4 所示。

2．点击"仪器的结构与连接"进入相应界面，按照界面提示观察仪器的结构与连接、调试情况。

3．点击"测量原理"进入相应界面，注意观察测量原理动画与文字。

4．点击"氢核的共振吸收与观察"，按照界面提示调整共振吸收信号到最大，记录有关数据。完成李萨如图形的调试与观察。

5．点击"氟核的共振吸收与观察"，按照界面提示调整共振吸收信号到最大，记录有关数据。完成李萨如图形的调试与观察。

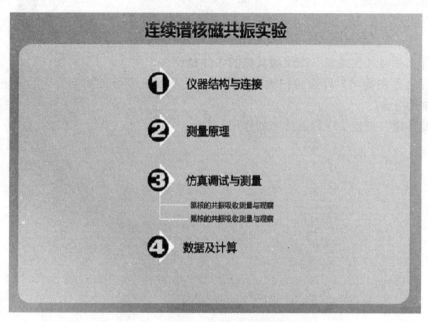

图 34-4　连续谱核磁共振软件主界面

6. 把测量数据填入表 34-1，并计算仪器主磁场强度 B_0、氟核的磁旋比 γ_F、g_F 因子以及核磁矩 μ_{IF}。其中氢核磁旋比 $\gamma_H = 42.6\text{MHz} \cdot \text{T}^{-1}$，$\hbar = h/2\pi$，$h$ 为普朗克常数，$h = 6.626\,08 \times 10^{-34}\text{J} \cdot \text{s}$。

表 34-1　连续谱磁共振实验数据

样品	最佳射频幅度（V）	调制磁场电流（mA）	共振频率 f（MHZ）	$B_z^0 \approx B_0$（T）	旋磁比 γ_F	g_F	μ_{IF}
$CuSO_4$ 水溶液（H）							
聚四氟乙烯（^{19}F）							

附注：测量公式的简单推导及计算

（1）由磁场中氢核的旋进频率等于射频脉冲的频率

$$\omega = \omega_{RF} = \gamma(B_0 + B_m) \approx \gamma B_0 \qquad B_z^0 = \frac{\omega}{\gamma_H} = \frac{2\pi f}{\gamma_H} \approx B_0 = (\qquad)\text{T}$$

（2）由 $B_{zH}^0 = \dfrac{2\pi}{\gamma_H} f_H \qquad B_{zF}^0 = \dfrac{2\pi}{\gamma_F} f_F$

得到　$\gamma_F = 2\pi \dfrac{f_F}{B_F} = \dfrac{f_F}{f_H} \gamma_H = (\qquad)\text{MHz} \cdot \text{T}^{-1}$

（3）由 $\mu_I = g_I \dfrac{\mu_N}{h} L_I$ 和 $\mu_I = g I \mu_N$

得到　$g_F = \gamma_F \dfrac{\hbar}{\mu_N}$

（4）由 $L_I = \hbar I$ 得到 $\mu_I = g_I I \mu_N$

思考题

1. 什么是磁共振现象？产生磁共振的条件是什么？

2. 什么是扫场法？什么是扫频法？为什么主磁场上要叠加周期变化的弱磁场才能实现扫频或扫场？

3. 简述磁共振探头中样品线圈的作用。

（侯淑莲）

实验三十五　用自旋回波法测量横向弛豫时间 T_2

目的

1. 通过观察脉冲宽度与 FID 信号幅度及相位的关系，掌握 90°脉冲、180°脉冲的含义。

2. 熟悉自旋回波序列（SE）的调试方法，理解相位散失的原理、180°脉冲的作用、T_2 的含义、相位重聚及自旋回波的原理。掌握测量样品横向弛豫时间 T_2 的方法。

器材

计算机、"用自旋回波法测量横向弛豫时间"软件。

原理及软件介绍

1. 自旋回波法测量横向弛豫时间 T_2 原理请参阅实验十六。

2. 本软件由 GY-CTNMR-10 核磁共振成像教学仪实际操作的摄影、屏幕截图及动画模拟组合形成，制作了软件测量界面见图 35-1，再现了 GY-CTNMR-10 核磁共振成像教学仪 T_2 测量的全过程。实验仪器连线如图 35-2 所示。软件的主要特点如下：

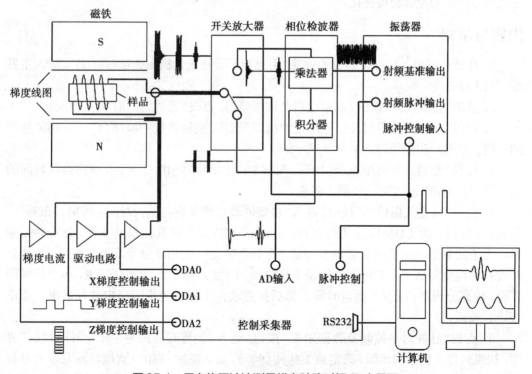

图 35-1　用自旋回波法测量横向弛豫时间 T_2 主界面

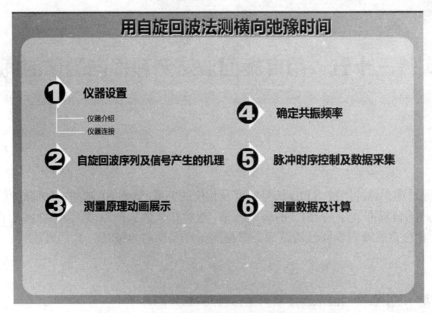

图 35-2　核磁共振成像教学仪测 T_2 连线示意图

（1）通过仪器截图再现了共振频率确定的过程，Z 梯度电流的作用。

（2）通过仪器截图再现了第一脉冲（180°）、第二脉冲（90°）宽度，脉冲间隔时间对信号的影响。

（3）通过动画模拟了横向弛豫过程、模拟了 180° 脉冲的作用。使微观不可视的自旋回波信号产生的全过程可视化。

内容与步骤

1. 打开计算机。运行仿真实验软件"用自旋回波法测量横向弛豫时间 T_2"，进入主界面，见图 35-2。

2. 点击"仪器设置"按钮，观察仪器及连接情况，点击"返回"按钮，回主界面。

3. 点击"自旋回波序列及信号产生的机理"按钮，观察自旋回波序列时序、180° 脉冲的作用及信号产生的原理。

4. 打开"测量原理动画演示"按钮，观察 90° 脉冲后的 FID 信号，及横向弛豫时间的测量原理。点击"返回"按钮，回主界面。

5. 点击"确定共振频率"按钮，进入"自旋回波法测量横向弛豫时间 - 确定共振频率"界面，串行口设为 COM1，注意观察共振最佳时 FID 信号和其傅里叶变换，分析共振频率。为了测量更快更精确加 Z 梯度电流（几十个毫安），使 FID 信号衰减加快，一维傅里叶变换曲线变得低平。Z 梯度电流是干扰电流，产生 Z 梯度场，能缩短 TR，防止信号的重叠，提高分辨率，减少了测量时间。然后按照软件上提示的步骤确定共振频率。点击"返回"按钮，回主界面。

6. 点击"脉冲时序控制及数据采集"按钮，进入"弛豫时间测量 - 脉冲时序控制"界面，按照软件上提示的步骤，确定第 1 脉冲（90°）、第 2 脉冲（180°）宽度。注意观察分析 90° 脉冲和 180° 脉冲宽度、脉冲间隔、重复时间等条目对 FID 和回波信号的影响，建立最佳的自旋回波序列。然后开始数据采集,点击"脉冲间隔"按钮,间隔时间 t 从 7 毫秒开始,每隔 1 毫秒有一次信号幅度计数,注意选取 $t = 2\tau$ 大小及对应的信号幅值 V_{FID},任选 10 对数据。

7. 点击"测量数据及计算"出现下面的数据记录表格(表 35-1)及计算公式,将第 6 步所选 10 对数据填入,并计算结果。

表 35-1　自旋回波序列测 T_2　样品:0.5% 硫酸铜水溶液　$B_0 = 0.44 \sim 0.46T$

测量次数	1	2	3	4	5	6	7	8	9	10
2τ(ms)										
V_{FID}(V)										
Ln($V_{回波}$)										

代入最小二乘法直线拟合公式

$$k = -\frac{2}{T_2} = \frac{\overline{\tau} \cdot \overline{\ln V} - \overline{(\tau \cdot \ln V)}}{(\overline{\tau})^2 - (\overline{\tau^2})} \qquad T_2 = -\frac{2}{k} = (\qquad) \text{ms}$$

思考题

1. 何为 $90° - \tau - 180°$ 脉冲序列? 如何实现?

2. 通过 T_2 的测量及自旋回波序列动画观察,分析 180° 脉冲的作用、T_2^* 与 T_2 的区别及联系。

3. 简述在共振频率确定后施加 Z 梯度电流(几十个毫安)的原因。

(侯淑莲)

实验三十六　用反转恢复序列测量纵向弛豫时间 T_1

目的

1. 了解反转恢复序列（IR）的特点及调试方法。

2. 理解 IR 序列中纵向磁矩恢复信号的测量方法、纵向磁矩恢复过程中转折点 T_1 的存在及其与纵向弛豫时间 T_1 的关系。

3. 掌握测量样品纵向弛豫时间 T_1 的方法。

器材

计算机、"反转恢复法测量纵向弛豫时间 T_1 仿真实验"软件。

原理及软件介绍

1. 反转恢复法测量纵向弛豫时间 T_1 原理请参阅实验十六。

2. 本软件由 GY-CTNMR-10 核磁共振成像教学仪实际操作的摄影、屏幕截图及动画模拟组合形成，制作了软件测量界面（图 36-1），再现了 GY-CTNMR-10 核磁共振成像教学仪 T_1 测量的全过程。再现的仪器连接、共振频率的调节、Z 梯度电流的作用等在实验

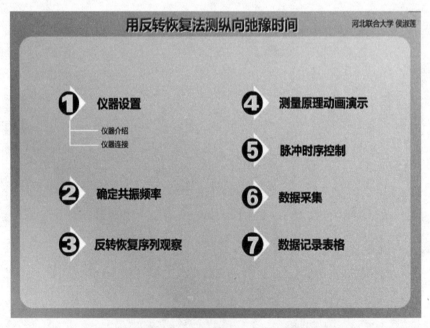

图 36-1　用反转恢复法测量纵向弛豫时间 T_1 主界面

三十五中已作了介绍,不再重复。软件的主要特点如下:

(1) 通过动画模拟了纵向弛豫过程、测量原理。

(2) 通过仪器截图再现了第一脉冲(180°)、第二脉冲(90°)宽度对信号的影响。

(3) 通过仪器截图再现了 180°-90° 脉冲后的信号随着弛豫时间不同的对应变化,能加深对纵向弛豫的理解。

内容与步骤

1. 打开计算机。运行仿真实验软件"反转恢复法测量纵向弛豫时间 T_1 仿真实验",进入主界面,见图 36-1。

2. 点击"仪器设置"按钮,观察仪器及连接情况,点击"返回"按钮,回主界面。

3. 点击确定共振频率按钮,进入"弛豫时间测量 - 参数设置"界面,串行口设为 COM1,按照软件上提示的步骤确定共振频率。点击"返回"按钮,回主界面。

4. 点击"反转恢复序列观察"按钮,观察反转恢复序列及信号产生的原理。点击"返回"按钮,回主界面。

5. 打开"测量原理动画演示"按钮,观察 180°-90° 脉冲后的信号及纵向弛豫时间的测量原理。点击"返回"按钮,回主界面。

6. 点击"脉冲时序控制"按钮,进入"弛豫时间测量 - 脉冲时序控制"界面,按照软件上提示的步骤,确定第一脉冲(180°)、第二脉冲(90°)宽度,注意观察第一脉冲(180°)、第二脉冲(90°)宽度对信号的影响。记录初始信号幅度 V_0。

7. 点击"数据采集"按钮,出现"用反转恢复法测量纵向弛豫时间 - 数据采集"界面,点击"脉冲间隔"按钮开始数据采集,间隔时间 t 从 7 毫秒开始,每隔 2 毫秒有一次信号幅度计数,注意选取 $t = \tau$ 大小及对应的信号幅值 V_{FID},选 10 对数据填入数据记录表格。

8. 点击"数据记录表格"出现下面的数据记录表格(表 36-1)及计算公式,按照记录的数据填入,并计算结果。

表 36-1　反转恢复序列测 T_1　样品:0.5% 硫酸铜水溶液　$B_0 = 0.44 \sim 0.46T$

测量次数	V_0	1	2	3	4	5	6	7	8	9	10	T_1
脉冲间隔(ms)												
信号幅度(mV)												

$T_1 = T_1 \ln 2 =$

代入最小二乘法直线拟合公式或用 Excel 软件计算

$$-\frac{1}{T_1} = \frac{\overline{\tau \cdot \ln\left(1 - \dfrac{V}{V_0}\right)} - \overline{\tau} \cdot \overline{\ln\left(1 - \dfrac{V}{V_0}\right)}}{\overline{\tau^2} - \overline{\tau}^2} \qquad T_1 = (\qquad) \, ms$$

将两种方法测 T_1 进行比较分析。

思考题

1. 何为反转恢复脉冲序列？特点是什么？如何实现？
2. 如何利用纵向磁矩恢复过程中经过零点的特性去抑制生物组织中的某个信号？

（邬志韧）

实验三十七 磁共振成像定位与选层

目的

1. 理解磁共振成像坐标确定的方法、梯度磁场的产生及特点。
2. 掌握磁共振成像中断层定位方法。
3. 掌握梯度磁场的选层作用,明确影响层厚的两个因素及层厚对成像质量的影响。

器材

计算机、"磁共振成像定位与选层仿真实验"软件。

原理及软件介绍

1. 梯度场与坐标的确定 磁共振成像与其他医学成像不同,没有外在的信号源,采集的成像信号是样本本身在磁场的激励下产生的,如果没有特殊的处理,身体内的所有质子具有相同的拉莫尔频率,所有体素的信号聚在一起,没有坐标信息,不能区别身体的不同部分,即不能区别组织器官的结构,不能实现图像重建。处理的方法是施加三维梯度场使信号中含有坐标的信息。具体为:在主磁场内沿 x-y-z 三个方向附加由 z 方向磁场产生的 G_x、G_y、G_z 梯度磁场,习惯上认为梯度的方向就是梯度场的方向。梯度磁场是个很弱的磁场,其峰值一般在 $10\sim25mT\cdot m^{-1}$(主磁场 B_0 一般在 $0.5\sim3T$)。不同梯度磁场采用不同的线圈,但均为成对线圈。最经典的是用一对圆形线圈得到梯度磁场 G_z,两线圈中电流方向相反,当两线圈的距离为线圈半径的 $\sqrt{3}$ 倍时,可得到最均匀的梯度场。另外两个梯度磁场 G_x 和 G_y 不是轴对称的,起初采用鞍形线圈,成对出现,目前多为鼠笼式,其梯度磁场方向与主磁场轴线 z 垂直。G_x 和 G_y 可用相同的线圈,只要旋转 90° 就可分别得到 G_x、G_y。由于梯度场与坐标相关联,所以不同坐标处的组织器官感受到不同的磁场强度,对应不同的频率,使信号中标示着坐标。

2. 断层定位原理 当 z 方向加入梯度磁场后总磁感应强度为 B_0+G_z,旋进频率 $\omega=\gamma(B_0+G_z)$,所以在 z 不同的各层面上有不同的旋进频率。假设射频脉冲频率是单一的,RF 发出后,只有与射频脉冲频率相同的 z_0 层才能被激发,即发生共振,其他平面的原子核不能产生共振。当改变射频频率时,所选层面的位置就发生相应变化。同样也可以选择 x 和 y 方向的梯度场 G_x、G_y 作为与 x 轴或 y 轴垂直的成像断面。

3. 选层厚度原理 影响层厚的主要因素:①梯度磁场强度对层厚的影响:设射频脉冲角频率为 ω,一般具有一定的宽度称为频宽 $\Delta\omega$,若 $\Delta\omega$ 不变,则梯度越强(斜率越大)层厚越薄,反之越厚;②射频脉冲宽度 $\Delta\omega$ 对选层厚度的影响:梯度磁场强度不变,则射频脉冲宽度越大,选层层厚越厚,反之越薄(图 37-1)。

　　选层厚度对成像质量的影响：由于成像各参数间存在着广泛的交互影响，通过调整各参数来改善图像的质量又可能受到机器某些方面性能的限制，所以我们仅对一般情况进行讨论。一般地讲，层厚增加，采集到的信号增强，扫描范围增大，信噪比增加，对比度提高，但空间分辨率下降；层厚减小，空间分辨率提高，但扫描范围减小，信噪比下降，对比度减弱。一般根据具体仪器及成像的部位统筹考虑。

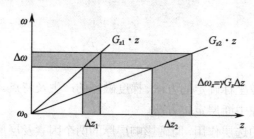

图 37-1　梯度磁场梯度、射频脉冲宽度与选层厚度的关系

　　4. 仿真软件　超导型人体机一般是通过选层确定 z 坐标，频率编码确定 x 坐标，相位编码确定 y 坐标。永磁小型成像仪一般采用三维采集，相位编码确定 y、z 坐标，频率编码确定 x 坐标。三维采集克服了二维采集层间信号的丢失或重叠干扰问题，是未来人体MR 成像的方向。软件特点：

　　(1) 用动画模拟了人体超导仪选层的原理及层厚度对图像信噪比和分辨率的影响。

　　(2) 模拟永磁小型成像仪选层，包括设备调试、理想的单脉冲定位原理。

　　(3) 模拟了永磁小型成像仪梯度磁场梯度变化、射频脉冲的频宽变化对选层厚度及图像的影响。

内容与步骤

　　1. 打开计算机。运行仿真实验软件"磁共振成像定位与选层"，进入主界面，见图 37-2。

　　2. 熟悉层面选择。点击"超导磁场 MRI 仪选层"，观察加 z 方向梯度线圈，加射频脉冲选横断面；加 x 方向梯度线圈选冠状面；加 y 方向梯度线圈选矢状面（见图像重建中选层原理动画），注意超导型磁场 z 方向是竖直的，而我们仿真实验的磁场是永磁型的，z 方向是水平的。坐标如图 37-3。

　　3. 点击"设备调试"按钮，观察仪器的连接和梯度场调零。点击"下一步"进入磁共振成像定位界面，界面上右下角斜面模拟梯度场，斜度的大小表示梯度的大小，细长圆柱线表示磁感应线。界面上还给出了射频脉冲的形式、SE 序列脉冲的宽度、定位梯度大小及相当的电流强度、主磁场强度、梯度场带宽、射频脉冲的频率范围及 4 次定位射频的频率，请实验者根据需要填入对应的数据记录表格中。

　　4. 点击"理想单脉冲定位原理"，假设 RF 射频脉冲是理想的单一频率（频宽很小），动画模拟了在 y 方向施加 4 次不同梯度的梯度场，实现在 y 方向（纵向）定位的过程。最简单的梯度线圈就是方向相反的两个圆线圈，这两个线圈加到什么方向就可实现在两个圆线圈轴线垂直方向的选层，动画中两个线圈摆动模拟了这个过程。若射频脉冲频率与梯度场中某一层旋进频率相同，则该层受到激发产生信号，这就是定位。动画中我们设定了 4 个不同频率的射频，请计算相应 y 坐标并填入数据表 37-1 中。

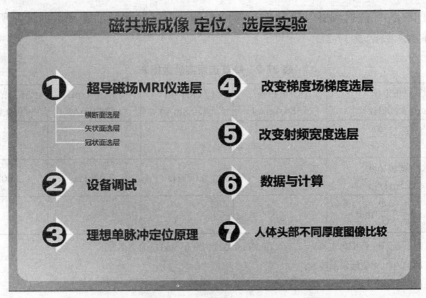

图 37-2 磁共振成像定位与选层仿真实验主界面

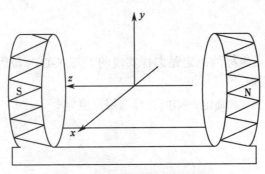

图 37-3 永磁磁共振成像仪坐标

表 37-1 MRI 定位实验数据表 磁场梯度 $G_y = 28.2$ mT·m^{-1} $\omega = \gamma y G_y$

定位射频脉冲（MHz）	24.267	24.274	24.282	24.290
所选层面 y 坐标				

5. 点击"改变梯度场梯度选层"，弹出对应界面，界面显示在射频脉冲频宽保持不变的情况下（本案中 $\Delta\omega = 3$kHz），施加梯度不同的梯度场 G_{y1}、G_{y2}、G_{y3}、G_{y4}，随着梯度的增加，层厚逐渐变薄的过程。具体操作是：分别点击左侧数据矩阵方框内 G_{y1}、G_{y2}、G_{y3}、G_{y4}，模拟施加四个不同梯度的梯度场，注意观察所选层面的厚度变化，梯度场对应的电流变化。根据所给梯度数据计算所选 4 个层厚值并填入数据表 37-2。

6. 点击"改变射频宽度选层"，弹出对应界面，界面显示在施加的梯度场梯度保持不变的情况下（本案中梯度场电流 $I = 640.7$mA 即 $G_y = 23.5$mT·m^{-1}），施加脉宽 $\Delta\omega$ 不同的射频 $\Delta\omega_1$、$\Delta\omega_2$、$\Delta\omega_3$、$\Delta\omega_4$，随着脉冲宽度的减小，层厚逐渐变薄的过程。具体操作是：点击"改变射频宽度选层"后自动播放，模拟施加四个不同 $\Delta\omega$ 的选层过程。注意观察所选层面的厚度变化，掌握射频脉冲变化对层厚的影响。根据射频脉冲宽度数据计算所选 4 个层厚值并填入数据表 37-2。

表 37-2　MRI 选层实验数据表

磁场梯度 G_y （$\Delta\omega = 3.00\text{kHz}$）	14.1mT·m^{-1} （384.4mA）	17.6mT·m^{-1} （479.8mA）	23.4mT·m^{-1} （638.0mA）	35.2mT·m^{-1} （959.7mA）
层厚（$\Delta y = \dfrac{\Delta\omega}{\gamma G_y}$）				
脉冲宽度 $\Delta\omega$ （$G_y = 23.5\text{mT·m}^{-1}$）	4.99kHz	4.00kHz	3.00kHz	2.00kHz
层厚（$\Delta y = \dfrac{\Delta\omega}{\gamma G_y}$ mm）				

注：梯度线圈设计：线圈内电流 $I = 1.28\text{A}$ 在 25mm 范围内产生 50kHz 的频率差；

柱形玻璃管内：1% 硫酸铜水溶液；

椎形管内：塑料

7. 点击"人体头部不同厚度图像比较"出现正常人头部选层原理及不同厚度图像进行观察比较。

思考题

1. 磁共振成像体素坐标的确定是怎样实现的？与 X-CT、核医学成像有哪些不同？试说明横断面定位的原理。

2. 断层厚度由哪些因素确定？如何计算选层厚度？

（侯淑莲）

实验三十八　磁共振成像

目的

1. 了解核磁共振成像教学仪的基本结构及成像原理。
2. 熟悉用梯度场定位选片的过程,进一步理解基本原理。
3. 理解 K 空间的填充过程。
4. 通过实施改变相位编码梯度场施加时间、改变频率编码梯度等操作,观察图像变化,理解引入 K 空间的必要性及与成像空间的区别、联系。

器材

计算机、"核磁共振成像"软件。

原理及软件介绍

1. 磁共振成像基本原理见实验十八,加几点说明如下。

(1) 本实验中仿真的仪器主磁场由永磁体提供,习惯上设主磁场的方向为 z 方向,超导型主磁场由线圈提供竖直方向为 z 方向,我们这里使用的永磁体水平方向为 z 方向,竖直方向为 y 方向,具体坐标请见实验三十七的图 37-3。

(2) 本实验中不加梯度场选层,所以得到的像是一个二维的、在选层方向重叠的图像。

2. 视野与 K 空间

(1) 视野:磁共振成像中,视野由最大频率决定,设图像像素平面坐标为 x 轴和 y 轴,在频率编码梯度作用下形成 x 方向视野 FOV_x。由于中心磁场强度为零,见图 38-1,视野边缘的频率对应梯度场强度的 2 倍

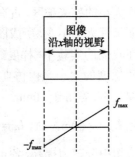

图 38-1　磁共振成像视野与频宽

$$f_x = \gamma Gx$$

$$f_{max} = \gamma Gx \cdot \frac{1}{2} FOV_x \tag{38-1}$$

$2f_{max}$ 是频率范围,称为频宽,用 BW 表示。在成像中 x 的大小对应成像样本的大小,一般是确定的。视野与频宽及编码梯度的关系为

$$FOV_x = \frac{BW}{\gamma G_x} \tag{38-2}$$

(2) 视野与 K 空间:在 MRI 数据采集中,以超导型成像仪为例,竖直方向为 z 方向,

一般横断面选层是通过 z 方向加线性梯度场 G_z 选层，y 方向加相位编码梯度场 G_y 持续 t_y 时间确定体素的 y 坐标，在 x 方向施加频率编码梯度场 G_x 持续 t_x，确定体素的 x 坐标。施加频率编码的同时采集信号 N_x 次，形成 N_x 各以时间为变量的数据。经 TR 时间后，加新的相位编码梯度场，开始一个新的周期，每次频率编码梯度场是相同的，形成以 $t_y t_x$ 为变量的数据空间。如果 x 方向采样间隔的时间为 Δt_x，$\mathrm{BW} = \dfrac{1}{\Delta t_x}$

$$\mathrm{FOV} = \frac{1}{\gamma G_x \cdot \Delta t_x} \tag{38-3}$$

把采集到的时域数据变换为：$k_x = \gamma G_x \cdot t_x$

$$k_y = \gamma G_y \cdot t_y \tag{38-4}$$

数据空间转换为用 $k_x k_y$ 表示的 K 空间，单位是周期／米或周期／厘米。显然

$$\Delta k_x = \frac{1}{\mathrm{FOV}_x} \tag{38-5}$$

x 方向视野与 K 空间相邻点间频率的差值互为倒数。又由 $\mathrm{FOV} = N_x \cdot \Delta x$

Δx：相邻体素间距离，也就是体素 x 方向宽度，所以

$$\Delta x = \frac{1}{\Delta k_x \cdot N_x} \tag{38-6}$$

注意：我们的仿真软件使用的是永磁型磁共振成像仪，主磁场 z 方向沿水平方向由右指向左，见图 37-3，原理相同，注意坐标的方向。

3．软件所示 z 方向（由右指向左）频率编码梯度与图像的横向大小　图像的分辨力及大小由像素决定，而像素又取决于体素。当采集的数据矩阵是 512×512，像素数也是 512×512。由式（38-5）和式（38-6）Δk_z 增加视野变小，Δz 减小，体素变小分辨力提高。如对同样大小的感兴趣区，占有的体素数目就增加了，等于扩大了 z 方向数据矩阵。如果成像平面像素大小不变，所成图像就会在 z 方向增宽。

在我们的实验中，梯度线圈内产生的梯度正比于电流强度 I_{Gf}，用电流强度来表示频率编码梯度的大小。由仿真实验软件"频率编码梯度与图像"界面可见，当 $I_{Gf} = -44\mathrm{mA}$ 时图像正常，宽等于 10mm。

当 $I_{Gf} = -60\mathrm{mA}$ 时，$L_z = \dfrac{10\mathrm{mm}}{44} \times 60 = 13.6\mathrm{mm}$，宽变为 13.6mm（见仿真软件中图像），可见成像中分辨力提高，各点分得更开，若像素大小不变意味着图像横向变大。

4．软件所示 x 方向相位编码梯度与图像的纵向大小　相位编码是在 x 方向施加以 $x=0$ 为中心由负向最大等值递进逐次增加，一直到正向最大。

由 $k_x = \gamma G_x \cdot t_x$、$\Delta k_x = \gamma G_x \cdot \Delta t_x$、$\Delta k_x = \dfrac{1}{\mathrm{FOV}_x}$ 可以看出 x 方向与 z 方向有类似的情况：Δk_x 增加，Δx 减小，即视野减小的同时使感兴趣区图像变大。由仿真实验软件可见 $\tau = 7\mathrm{ms}$ 时图像正常，$L_x = 10\mathrm{ms}$。

当 $\tau = 14\mathrm{ms}$ 时，$L_x = \dfrac{10\mathrm{mm}}{7} \times 14 = 20\mathrm{mm}$ 施加相位编码时间增加等效于相位编码梯度增加，体素分得更小，各点分得更开，若像素大小不变意味着图像纵向变大。

由以上分析可见，视野变小时图像变大，K 空间中的分辨率与视野与在物理图像像

素数据中的描述正好相反,说明了实验结果的理论分析是一个难以理解的难点。可以这样理解,在 K 空间中两点间的相位差别随着相位编码梯度的增加而增加。

由 $\Delta x = \dfrac{\text{FOV}_x}{N_x} = \dfrac{1}{\Delta k_x \cdot N_x}$ 看出 Δx 是减少的,所以图像的分辨力提高了。与 z 方向一样,对同样的面积成像对应的体素数就多了,若像素面积不变所成图像在 x 方向的尺寸就大了。比如头部,两边缘相距 25.6cm,若 FOV = 25.6cm,矩阵为 256×256 则体素为 1mm。如果梯度场增强 FOV 小一些比如为 12.8cm,此时体素大小为 0.5mm,要包括 25.6cm 区域矩阵要变为 512×512。如果使用与前面同样大小的像素,由于组成图像的数据点增加了,像素数多了形成的图像就大了。

5. 本软件由 GY-CTNMR-10 核磁共振成像教学仪实际成像过程摄影、屏幕截图和动画模拟组合而成,完整呈现成像全过程,通过点击相应仪器按钮模拟真实的成像操作过程。成像样本为直径 10mm 圆柱形玻璃样品管(内装 10% 硫酸铜水溶液)。实验分三个部分:

(1)模拟样品管横断面和纵切面成像原理、成像过程及图像。

(2)模拟频率编码梯度与图像的横向大小之关系;模拟相位编码梯度与图像的纵向大小关系并通过动画诠释了原理。

(3)模拟了 K 空间的形成原理及过程。

内容与步骤

1. 打开计算机。运行仿真实验软件"核磁共振成像",进入主界面,见图 38-2。仪器的结构、连接、调试已在实验三十五中进行,这里不再重复。

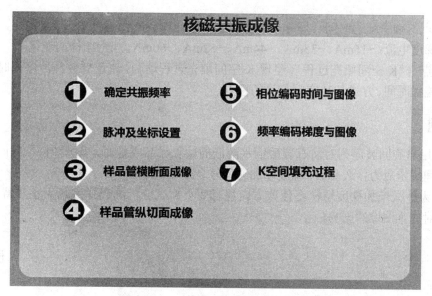

图 38-2　核磁共振成像实验主界面

2. 确定共振频率　点击"确定共振频率"进入参数设置界面,共振频率的调试过程参见"确定共振频率"界面的提示,调出的 FID 信号要达到峰最高,尾波最长,下面的傅里叶变换峰最高、最平滑,就是找到了合适的共振频率,再通过调节 x、y 匀场梯度电流使信号进一步优化。注意需在 z 方向施加梯度电流,加速 FID 信号衰减,要考虑为什么。

3. 点击"脉冲及坐标设置"进入对应界面,自旋回波脉冲序列的调试与实验三十五相同,这里只显示了调试的结果:90° 脉冲宽度为 18 微秒,180° 脉冲宽度为 38 微秒,得到最好的 FID 信号与回波。界面上还显示了编码方向的确定,相位编码施加于 x 方向,频率编码视选取断面情况而定,横断面成像频率编码施加于 z 方向,纵切面成像频率编码施加于 y 方向。点击"采集测试"观察回波。

4. 点击"样品管横断面成像"出现"脉冲及坐标设置"界面,不仅显示了相位编码选择 x 方向,频率编码选择 z 方向实现横断面成像,还显示了第一、第二脉冲宽度。点击"采集测试"出现回波,点击下一步出现"成像采集及处理"界面,点击"记录"按钮,动画呈现信号采集的全过程,界面右上显示信号采集过程,下面显示的是在 z 方向投影的一维成像信号,一次相位编码显示一次。左边显示相位编码梯度场的电流值。点击"二次傅里叶变换及普通模式显示"呈现样品管横断面图像。

5. 点击"样品管纵切面成像",出现"脉冲及坐标设置"界面,不仅显示了相位编码选择 x 方向,频率编码选择 y 方向,实现纵切面成像,还显示了第一、第二脉冲宽度。点击"采集测试"出现回波,点击"下一步"出现"成像采集及处理"界面。点击"记录"按钮,呈现信号采集的全过程,界面右上显示信号采集过程,下面显示的是在 z 方向投影的一维成像信号,一次相位编码显示一次。左边显示相位编码梯度场的电流值。点击"二次傅里叶变换及普通模式显示"显示样品管纵切面图像。

6. 点击相位编码梯度与图像,出现相应界面,点击"瞬间梯度时间"上边钮,改变瞬间梯度(相位编码梯度)时间:3 毫秒、5 毫秒、7 毫秒、9 毫秒、11 毫秒、13 毫秒观察图像的变化。

7. 点击频率编码时间与图像,出现相应界面,点击"瞬间梯度时间"上边钮,改变频率编码梯度电流:-16mA、-35mA、-44mA、-52mA、-60mA,观察图像的变化。

8. 点击"K 空间填充过程",呈现 K 空间填充过程动画,注意观察脉冲序列时序,编码梯度施加时间、方式及 K 空间信号的特点。

思考题

1. 用自旋回波序列对装有硫酸铜水溶液的试管样品成像时,当脉冲持续时间、脉冲间隔时间确定后为什么要加 z 梯度场加速信号衰减?

2. 为什么增加梯度场梯度使该方向视野变小?试分析编码梯度场大小和持续时间的改变对二维图像的影响。

(侯淑莲)

实验三十九　放射性测量

目的

1. 了解原子核放射性测量原理及 BH3103A 型便携式 X-γ 剂量仪的使用方法。
2. 掌握 γ 射线的测量方法。
3. 了解 γ 射线在空气中的衰减规律。

器材

计算机、"放射性测量"软件。

原理及软件介绍

1. 基本原理　见实验二十三，需要注意的是如果某放射性核素的一次衰变只放出一个粒子，则该核素的射线强度就与其放射性活度相等，但对于大多数放射性核素，一次衰变往往放出若干个粒子，放射性活度与射线强度不一定相等，但活度大的强度也一定大。

（1）引起 γ 射线在物质内传播过程中强度减弱的因素

1）扩散衰减：对于均匀介质中的 γ 射线，点源在向空间各个方向辐射时，若不考虑介质的吸收，与普通点光源一样，在半径不同的球面上，γ 射线强度的减弱遵循距离平方反比规律，即

$$\frac{n_1}{n_2} = \frac{r_2^2}{r_1^2} \tag{39-1}$$

式中 n_1、n_2 分别是在距 γ 射线源 r_1、r_2 处 γ 光子的计数率。

2）吸收衰减：单能窄束 γ 射线在物质中吸收衰减服从指数衰减规律，即

$$n = n_0 e^{-\mu x} \tag{39-2}$$

式中 μ 是线性衰减系数，n_0、n 分别是 γ 射线在穿过厚度为 x 的物质前后 γ 光子的计数率。本实验中所使用的放射源为 ^{137}Cs，其衰变反应为

$$^{137}_{55}\text{Cs} \rightarrow {}^{137\text{m}}_{56}\text{Ba} + {}^{0}_{-1}e \qquad {}^{137\text{m}}_{56}\text{Ba} \rightarrow {}^{137}_{56}\text{Ba} + \gamma$$

^{137}Cs 的半衰期为 30.2 年，放出的 β 粒子有两组：0.512MeV 和 1.17MeV，γ 光子能量为 0.662MeV。

（2）仿真实验仪器的组成　如图 39-1 所示，各部件介绍见仿真软件，工作时探头和操作台用一根同芯电缆连接。

（3）测量原理：见仪器原理动画描述。射线入射在探头的闪烁体上产生荧光，经光电倍增管将光信号转换为电脉冲并经倍增放大至阳极输出。再经前置放大和甄别（限制脉冲幅度，只允许高于一定值的脉冲通过），最后通过定标电路把脉冲信号记录，用计数显

205

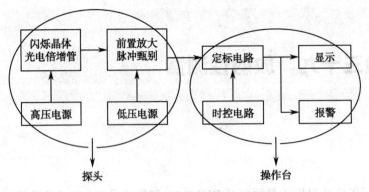

图 39-1　放射性测量仪的组成框图

示装置显示计数结果即计数频率。当辐射场较强时形成较大的光电流,产生较高的计数频率。因此,在空气中辐射强度与计数率成正比。

2. 仿真软件　是用 BH3103A 便携式 X-γ 剂量率仪实际实验,通过对测量过程连续摄影形成图片、动画及原理的模拟动画组合而成的。充分利用多媒体优势不仅详细展示仪器结构、连接方式,测量过程,还动画演示了测量原理,特别是光电倍增原理,使用仪器做真实实验的学生操作更熟练,提高对射线测量的认识。没有条件使用仪器的同学相当于做了一次真实的实验。

内容与步骤

1. 打开计算机。运行仿真实验软件"原子核的放射性测量",进入主界面,见图 39-2。

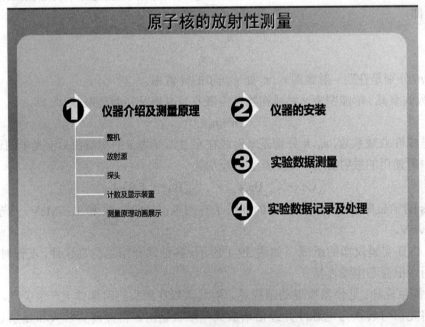

图 39-2　放射性测量仿真实验主界面

206

2. 操作主界面中"①仪器介绍及测量原理"，分别点击"整机"、"放射源"、"探头"、"计数及显示装置"、"测量原理动画展示"学习仪器介绍及测量原理。

3. 点击"②仪器的安装"，进入仪器的安装界面。实际使用中探头和操作台连接前不要打开开关，连接好后打开仪器预热 15 分钟以上，使探头中的光电倍增管达到稳定。

4. 点击"③实验数据测量"

（1）点击本底测量，进入无放射源的本底测量界面，点击右边蓝色"测量 1 秒时间"按钮。自动计数 3 次 n_0，填入表格 39-1，并计算出 $\overline{n_0}$；再点击蓝色"测量时间 10 秒"按钮，自动计数 3 次 N_0，填入表格 3-1，并计算出 $\overline{N_0}$。

表 39-1　本底计数

记数时间 1s			记数时间 10s		
n_0			N_0		
$\overline{n_0}$			$\overline{N_0}$		

（2）有放射源实验数据测量

1）在"③实验数据测量"界面点击"1 秒钟计数：0cm"按钮，进入仪器放射源安装和测量界面，并显示对应 $x=0$ 自动测量的三个数值，然后分别点击 $x=2$、4、6、8、10、12、14cm"，同时记录相应计数 n_a^0、$n_a^2\cdots n_a^{14}$，每个位置记录 3 次，填入数据表格 39-2，并计算出 $\overline{n_a^0}$、$\overline{n_a^2}\cdots\overline{n_a^{14}}$。

2）在"③实验数据测量"界面点击"10 秒钟计数：0cm"按钮，进入仪器放射源安装和测量界面，并显示对应 $x=0$ 自动测量的三个数值，然后分别点击 $x=2$、4、6、8、10、12、14cm"，同时记录相应计数 n_a^0、$n_a^2\cdots n_a^{14}$，每个位置记录 3 次，填入数据表格 39-2，并计算出 $\overline{n_a^0}$、$\overline{n_a^2}\cdots\overline{n_a^{14}}$。

表 39-2　射线在空气中的衰减计数

	x（cm）	0	2	4	6	8	10	12	14
1s	n_a^i								
	$\overline{n_a^i}$								
	$n_\Delta^i=\overline{n_a^i}-\overline{n_0}$								
10s	N_a^i								
	$\overline{N_a^i}$								
	$n_\Delta^i=\dfrac{\overline{N_a^i}-\overline{N_0}}{10}$								

5. 按测量的数据表数据以 x 为横坐标，计数率 n_Δ^i 为纵坐标绘制 ^{137}Cs 放出的 γ 射线在空气中的衰减曲线。

6. 以 x 为横坐标，$\ln\dfrac{n_\Delta^0}{n_\Delta^i}$ 为纵坐标绘出 $\ln\dfrac{n_\Delta^0}{n_\Delta^i}$ 随 x 的变化曲线，取直线部分的斜率即为

^{137}Cs 工作源放出 γ 射线在空气中的线性衰减系数 μ。

思考题

请讨论为什么以 x 为横坐标，$\ln\dfrac{n_\triangle^0}{n_\triangle^i}$ 为纵坐标，绘出 $\ln\dfrac{n_\triangle^0}{n_\triangle^i}$ 随 x 的变化曲线，取直线部分的斜率即为 ^{137}Cs 工作源放出 γ 射线在空气中的线性衰减系数 μ？

（吉　强）

实验四十　核素示踪仿真实验

目的

了解核素示踪的原理与方法,从而掌握核医学成像与其他成像手段的区别。

器材

计算机、"核素示踪仿真实验"软件。

原理及软件介绍

1. 核素示踪原理　一种元素的所有同位素具有相同的化学性质,引入生物体后发生完全相同的化学变化、免疫学反应和生物学过程,生物体或生物细胞不能区别它们,所以可以用具有放射性的核素去代替参与反应的普通化学元素。因为放射性核素发射具有一定穿透能力的 γ 射线,通过成像仪器探测和记录可以在体外得到脏器组织的状态、位置、大小和功能变化。这种方法称为放射性核素的示踪技术(radio nuclide tracer technique)。所以放射性核素显像实际上是一种以脏器内、外或脏器内各组织之间、脏器与病变组织之间的放射性药物浓度差别为基础的显像方法。不同脏器组织、不同病变或以不同目的检测同一组织都是通过改变显像剂来实现,这是它与 CT、磁共振、超声显像的最大差别。

2. 核素示踪的基本方法

(1)合成代谢:利用脏器和组织的正常合成功能需要某种元素或一定的化合物的性质,引入该元素放射性核素进行标记实现体外成像。比如通过甲状腺对放射性碘的代谢功能来实现对甲状腺的位置、功能状态、结节情况进行成像。

(2)细胞吞噬:吞噬细胞具有吞噬异物的功能,把放射性核素作成胶体颗粒或小聚合人血清蛋白等,经静脉或皮下注入人体内后作为机体异物可被吞噬细胞吞噬。在含吞噬细胞丰富的器官如肝、脾、骨髓和淋巴的组织中含有了较多的放射性核素,因而显像。也可以利用白细胞的吞噬功能进行放射性标记,放射性药物注入血流后聚集于脓肿或血栓部位,进行定位显像。

(3)流经通道(流动通气):用放射性核素进入循环通路的过程,可显示该通路及有关器官的影像。比如经腰穿刺将放射性药物 ^{99m}Tc-DTPA 注入蛛网膜下腔测得脑脊液流动的速度和流通情况,还可使蛛网膜下腔间隔(包括各脑池)相继显影,观察脑脊液循环状态。又比如用密闭系统中放射性气体 ^{133}Xe, ^{81m}Kr 可使呼吸道、肺泡显影,判断呼吸道的通气功能。

(4)血流灌注:由静脉快速注入放射性药物,依次通过腔静脉、右心房、右心室、肺血管床、左心房、左心室、升主动脉、主动脉弓而达到降主动脉,用以判断心及大血管的畸形等先天性心血管疾病和一些获得性心脏疾患,实现放射性核素心血管动态显像。当显像剂随血流从动脉向相应脏器血管床灌注时，可得到该脏器的动脉灌注影像，从而判断占位性病变的性质。

（5）暂时性微血管栓塞：正常毛细血管直径大约 7~10μm，直径大于 10μm 的颗粒性放射性药物可暂时性栓塞毛细血管。例如 ^{99m}Tc- 大颗粒聚合人血清白蛋白 ^{99m}Tc-MAA 等，注入静脉后随血液循环，由于这些颗粒直径大于肺毛细血管直径就会受阻而不能通过，所以流经肺毛细血管时，会形成暂时性的阻塞，嵌顿于部分肺毛细血管床内使肺显影。这些颗粒随机分布的数目与局部肺动脉血流灌注成正比，因而放射性分布反映了肺动脉血流灌注的情况。

（6）选择性摄取：根据某类组织选择性地摄取某种放射性核素的性质，使该组织显像这种示踪方式叫选择性摄取，当该组织器官发生病变时，对放射性药物有选择性摄取作用。选择性摄取的例子很多，比如具有正常血供和功能的心肌细胞，能选择性地摄取某些碱性离子或核素标记的化合物，进行心肌平面或断层显像，而血供较差的心肌组织，坏死组织则轻度显像或不显像，从而可以得到心肌灌注的图像，有些病变组织对放射性药物有选择性的摄取作用，恶性肿瘤细胞对某些放射性药物有较高的亲和力，使放射性核素在组织中的分布出现差异，产生了成像的条件。

3. 核素示踪仿真软件介绍　本软件由图片和动画模拟组合形成，制作了软件界面（图 40-1）。软件几乎囊括了目前核素示踪的全部基本方式，用动画模拟了示踪的基本原理和药物流通的各类通道及栓塞、药物选择的各种属性，对提高学生核医学基础知识水平，提高学习兴趣有很大的促进作用。

内容与步骤

1. 打开计算机。运行仿真实验软件"核素示踪方式观察"，进入主界面，见图 40-1。

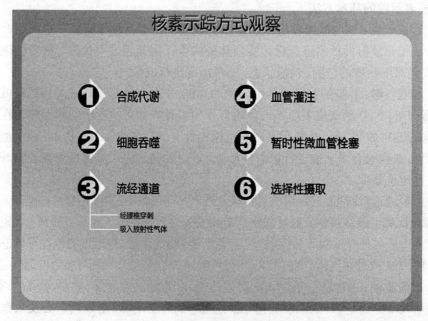

图 40-1　核素示踪方式观察主界面

2．点击"合成代谢"观察放射性碘在甲状腺中示踪过程。

3．点击"细胞吞噬"观察细胞吞噬过程。

4．流经通道

（1）点击"经腰椎穿刺"观察放射性药物进入循环通路过程。动画展示了将放射性药物 ^{99m}Tc-DTPA 注入蛛网膜下腔得到脑脊液流动的速度和流通情况，还可使蛛网膜下腔间隔（包括各脑池）相继显影，观察脑脊液循环状态。

（2）点击"流经通道 - 吸入放射性气体"，动画展示了在密闭系统中放射性气体 ^{133}Xe，^{81m}Kr 使呼吸道、肺泡显影，判断呼吸道的通气功能。

5．点击"血管灌注"，通过动画观察由静脉快速注入放射性药物，显像药剂随血流从动脉向相应脏器血管床灌注的过程，以便得到脏器的动脉灌注影像，从而判断占位性病变的性质。

6．点击"暂时性血管栓塞"，观察当药的颗粒大于毛细血管的直径时流动受阻形成暂时性的阻塞，嵌顿于部分肺毛细血管床内使肺显影的过程。

7．点击"选择性摄取"，观察具有正常血供和功能的心肌细胞，通过选择性地摄取某些碱性离子或核素标记的化合物，显示得到心肌灌注图像原理。

思考题

简述核素示踪的基本原理。核素示踪方式主要有哪些？

（侯淑莲）

实验四十一　SPECT 扫描方式观察

目的

1. 了解核素示踪的原理与方法，从而掌握核医学成像与其他成像手段的区别。

2. 了解 SPECT 机的结构，掌握基本的扫描方式。

3. 通过对按照形态与功能成像的不同要求确立最佳扫描方式的观察，掌握该仪器的最大优势和特点。

器材

计算机、"SPECT 扫描方式观察"软件。

原理及软件介绍

1. SPECT 扫描原理与方式

（1）平扫：信号的采集一般称为扫描，由于平扫采集到的信号是准直器对准方向上不同厚度处的组织发射信号的总和，所以平扫得到的图像是前后组织 γ 射线重叠的影像，不能很好地显示病灶的真实状况，主要用于各脏器的二维平面显像，如：肝、甲状腺、肾、脑等。我们的实验展示了全身平扫骨显像和不同方向平扫肺的过程。

（2）横断面成像扫描：为了克服影像重叠的缺点，在 X-CT 机的启发下把 γ 照相机探头围绕身体旋转 360° 或 180° 进行完全角度或有限角度取样，通过计算机重建各种方向的符合临床要求的体层像，这种成像方式称为单光子发射型计算机断层成像（SPECT）。X-CT 是使射线绕人体旋转，采集衰减后的透射信号，记录的是射线通过人体组织后吸收量的变化，而 SPECT 是利用放射性核素作为示踪剂，在人体外记录组织中放射性示踪剂分布的变化。目前 SPECT 有单探头、双探头、三探头、四探头四种。单探头的 SPECT 不作移动扫描时即是 γ 照相机，临床最受欢迎的是双探头的仪器，通过一次扫描就能采集全部数据，我们的仿真实验中展示了单探头、双探头 SPECT 数据采集过程。

（3）静态扫描与动态扫描：在极短时间段内采集信号，所成图像反映某一时刻组织器官的图像叫静态扫描。按一定时间间隔快速采集脏器动态变化的影像，适用于各种脏器血流显像与动态功能研究。比如显示肾脏尿液形成过程，能更好地进行肾功能研究，又如利用 IDA（亚氨二醋酸）类药物，在静脉注射后，与血液中的蛋白质结合，经过肝脏时，能被肝的多角细胞摄取后分泌入胆小管，并从血液中迅速清除，在胆汁内高度浓聚，随胆红素经胆道排出到肠腔，而不被肠道黏膜所吸收的特点，来动态观察显像剂在肝、胆道、胆囊和肠腔内放射性摄取和排出情况，以了解它们的形态及功能。肝细胞功能正常是肝胆显影的前提，胆道通畅是放射性药物聚集和胆囊、肠道显影的条件。

2."SPECT 扫描方式观察"仿真实验软件　本软件通过对实际应用的 SPECT 仪对真实患者使用过程的摄影、录像、屏幕截图及动画模拟组合形成，并制作了软件测量界面见图 41-1，再现了单探头和双探头 SPECT 仪的结构和工作原理，充分利用多媒体手段既有模拟动画的原理展示，又有实际仪器的动态扫描过程，几乎囊括了目前核素示踪的全部基本方式、SPECT 基本扫描所有手段和适合诊断的所有组织器官，解决学生在核医学的学习中既看不到仪器又无实验可做的问题。

内容与步骤

1. 打开计算机。运行仿真实验软件"SPECT 扫描方式观察"，进入主界面，见图 41-1。

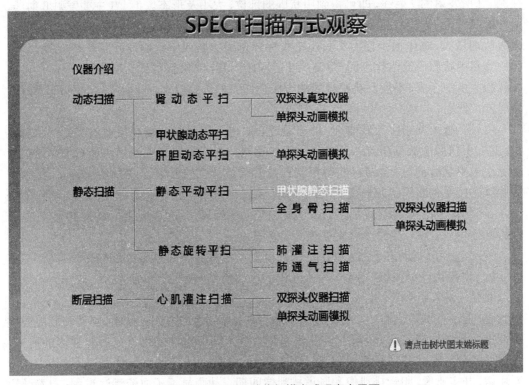

图 41-1　SPECT 成像扫描方式观察主界面

2. 点击"仪器介绍"，注意观察单探头和双探头 SPECT 机的组成部分及各部分的功能。

3. 动态扫描

（1）肾动态平扫 - 双探头真实仪器：展示了开机、仪器界面设置、药物注射及肾动态扫描的全过程。

点击"单探头动画模拟"，进入界面，展示了单探头机肾脏动态平扫的全过程。肾动态显像包括反映肾血流灌注显像及反映肾功能的动态显像。经静脉弹丸注入能被肾实质浓聚而又迅速经尿排出的放射性药物，应用 SPECT 连续或间隔一定时间多次采集系列影像，可以观察到显像剂通过腹主动脉、肾动脉、肾实质和尿路的动态过程。经计算机影像处理后，可获得肾血流灌注图像、功能动态图像以及绘出双肾的时间 - 放射性曲线（肾图)。患者仰卧位，探头对准双肾及膀胱，肘静脉弹丸注入显像剂，同步开始采集。动态像：1 分钟 1 幅采集 20 分钟；血流像：1 秒 1 幅采集 60 秒。肾血流像是注入显像剂后 8～10 秒腹主动脉显影清晰，2 秒左右以后，双肾出现影像。随着时间延长，肾影逐渐清晰，表明显像剂通过动脉期和毛细血管期进入静脉期。双肾血流灌注曲线的形态和放射性活度左右两侧相似，峰时差小于 1 秒。扫描结果界面（1）显示动态记录过程，点击（2）显示肾脏血流动态像，点击（3）显示肾功能像，记录了尿液形成的过程。单探头动画模拟了肾功能像形成过程。

（2）点击"甲状腺动态平扫"，观察甲状腺动态成像过程。甲状腺组织具有很强的摄取碘的能力，将放射性 ^{131}I 引入人体后，即被甲状腺组织摄取。在体外用特定的显像装置探测 ^{131}I 所发射的 γ 射线，即可得到甲状腺的部位、大小及形态。但 ^{131}I 主要发射 β 射线，而 γ 射线只占 10%，正常人的吸收高峰出现于 24 小时。因半衰期较长，射线能量高，病人吸收剂量大，临床很少使用。只用来进行异位甲状腺或甲状腺癌转移灶的寻找，以及做甲亢和甲状腺癌的治疗。而 ^{99m}Tc 为 I 的同族元素，甲状腺也可高度吸收，只是不参与甲状腺激素的合成，不能反映甲状腺的合成功能。但价格便宜，制备简单，故临床常规检查时常常使用。

用肘静脉弹丸式注入显像剂，迅速通过心脏进入甲状腺动脉系统而灌注到甲状腺组织，其在甲状腺的流量和流速反映甲状腺的功能。利用显像装置连续快速记录显像剂随动脉进入甲状腺的过程，即可获得甲状腺及其病灶部位的血流灌注和功能情况，结合甲状腺静态显像判断甲状腺病变的血运状况，显像剂与甲状腺静态显像相同，多采用 ^{99m}Tc 注入显像剂时同步启动显像装置，以每秒 1 帧或每 2 秒 1 帧的速度进行采集 30 秒。20 分钟后进行静态显像。界面上给出了血流动态图。

（3）点击"肝胆动态平扫 - 单探头动画模拟"，观察肝胆动态显像过程。用 IDA（亚氨二醋酸）类药物，在静脉注射后，与血液中的蛋白质结合，经过肝脏时，能被肝的多角细胞摄取后分泌入胆小管，并从血液中迅速清除，在胆汁内高度浓聚，随胆红素经胆道排出到肠腔，而不被肠道黏膜所吸收的特点，来动态观察显像剂在肝、胆道、胆囊和肠腔内放射性摄取和排出情况，以了解它们的形态及功能。肝细胞功能正常是肝胆显影的前提，胆道通畅是放射性药物聚集和胆囊、肠道显影的条件。按其动态显像顺序，可分为血流灌注像、肝实质像、胆管排泄像和肠道排泄像四期。动画显示了血流灌注过程：自静脉注射后即刻至 30～45 秒左右。心、肺、肾、大血管及肝脏依次显影。我们给出的 4 张图片是：肝实质像 1 张，肝脏于注射后 1～3 分钟清晰显影；胆管排泄像 2 张，肝脏将放射性药物分泌入胆道，注射后 5 分钟胆管内即可出现放射性，逐次显现左右肝管、总肝管和胆囊管、胆囊影像；肠道排泄像 1 张，显示了放射性药物排入肠道。

4. 静态扫描

（1）静态平动平扫

1）点击"甲状腺静态扫描"，观察静态成像过程。静脉注射显像剂 ^{99m}Tc，5～10mci，20 分钟后进行显像。若怀疑异位甲状腺、寻找甲状腺癌转移灶，空腹口服 ^{131}I，0.05～0.1mci，24 小时后对可疑部位或全身进行显像。动画给出了扫描过程及重建的图像。

2）点击"静态扫描 - 全身骨扫描 - 双探头仪器扫描"，以双探头仪器为例平扫，观察全身骨骼显像过程。动画给出了开机、界面设置、扫描过程显示等步骤。需要注意的是扫描方式是床(人体)进而探头不动,探头上装有红外装置,自动调整探头与人体的距离,画面可见由头部过渡到胸部探头自动抬高,到腹部至腿部自动降低,使衰减矫正趋于合理,成像质量大大提高。骨组织由无机盐和有机物组成。构成无机盐的主要成分是羟基磷灰石晶体。它可以经常与血液中的各种离子或化合物进行充分的离子交换或化学吸附作用。静脉注射 ^{99m}Tc 标记的磷酸盐化合物 ^{99m}Tc -MDP 20~30mci,可以通过化学吸附方式与骨骼中的羟基磷灰石晶体进行离子交换和化学吸附作用,也可与骨胶原结合而沉积在骨骼上,辐射 γ 射线而成像。放射性药物集聚于骨代谢活跃的部位,影响骨代谢活跃的最主要因素有两个方面。一是局部的血流状况,局部血流量增加,聚集增加。二是交感神经兴奋,毛细血管收缩,聚集减少。以此特性作为疾病诊断的基础。

3)点击单探头动画模拟:单探头仪器的扫描原理与双探头相同,只是获得数据的时间较长,动画给出了扫描获得信号数据的过程。

(2)静态旋转平扫

1)点击"静态旋转扫描 - 肺灌注扫描",进入界面出现肺灌注扫描获得信号成像过程的动画,模拟了单探头机旋转扫描。为了诊断需要,有时需要得到组织脏器各个角度的影像。示踪方式采用暂时性微血管栓塞,注入静脉的颗粒直径大于肺毛细血管直径,所以流经肺毛细血管时,会形成暂时性的阻塞,嵌顿于部分肺毛细血管床内使肺显影。这些颗粒随机分布的数目与局部肺动脉血流灌注成正比,即能反映肺部的血流状况。

2)点击"静态旋转扫描 - 肺通气扫描",出现肺通气扫描获得信号成像过程的动画。示踪采用放射性核素进入循环通路的方式,将 ^{99m}Tc -DTPA(二乙三胺五醋酸)20~30mci,利用气溶胶雾化器将其溶液雾化,经呼吸道吸入,待其充盈气道和肺泡并达到平衡浓度后,其在肺内的分布与肺的局部通气量正相关。在体外使用仪器使之显像,判断肺部的局部通气功能。

肺通气/灌注显像是诊断肺栓塞、慢性阻塞性肺部疾病、肺肿瘤术前判断和术后残留肺功能预测等最重要的方法之一。它的主要标志是肺灌注显像的放射性分布缺损区面积与肺通气显像所见缺损区面积的不匹配,二者对照比对,根据匹配状态进行诊断。

5. 断层扫描 - 心肌灌注扫描

(1)点击"双探头仪器扫描",通过界面动画观察探头位置调整过程,对于心脏断层扫描单探头需要旋转180°,双探头旋转90°就可以了。观察可见探头上的红外装置自动调整探头与成像部位的距离尽量保持相等,一是衰减补偿更接近实际。

心肌灌注显像是利用正常的心肌细胞能够选择性摄取某些碱性离子 $^+$K 或核素标记化合物,其摄取量与局部心肌的血流量正相关,正常的心肌对显影剂的摄取正常。而缺血或者坏死的心肌由于血流减少,对显影剂的摄取减少,从而出现放射性分布稀疏缺损区。常用显像剂: ^{201}TI(铊)、 ^{99m}Tc-MIBI。负荷显像:病人先进行运动试验,待达到目标心率后注入 ^{201}TI 2~3mci 显像剂。后5分钟或 ^{99m}Tc-MIBI 注入 20mci 后 1 个小时进行断层显像。探头从右前斜45°顺时针旋转180°,每5.6°一帧,共32帧。采集结束后利用计算机断层软件,获得心肌水平长轴、垂直长轴及短轴的图像。

静息显像,病人无须行运动负荷。 ^{201}TI 2~3mci 注入后5分钟行早期显像,2~3 小时后行延迟显像。如果使用 ^{99m}Tc-MIBI,采集信号时间会有所不同。我们的实验得到了心脏短轴、水平长轴及垂直长轴的断层图像。

（2）点击"单探头动画"模拟，界面中呈现出单探头旋转扫描得到心肌短轴断层血流灌注图像的扫描过程及断层图像。

思考题

SPECT 信号采集过程与 X-CT、MRI 有何不同？得到组织器官形态与功能图像的依据是什么？为什么能实现功能成像？

（侯淑莲）

附　录

医学影像物理学仿真实验系统软件开发人员

主　编　侯淑莲　吉　强

副主编　周志尊　刘迎九

编　者　（以姓氏笔画为序）

于　勉（新乡医学院）

仇　惠（牡丹江医学院）

吉　强（天津医科大学）

刘迎九（北华大学）

吴晓波（南京医科大学）

张瑞兰（北华大学）

周志尊（牡丹江医学院）

赵　强（河北联合大学）

侯淑莲（河北联合大学）

谢寰彤（河北联合大学）

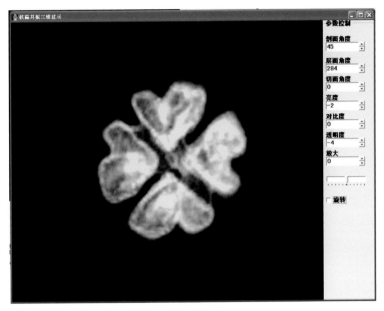

图 19-9　立体显示界面

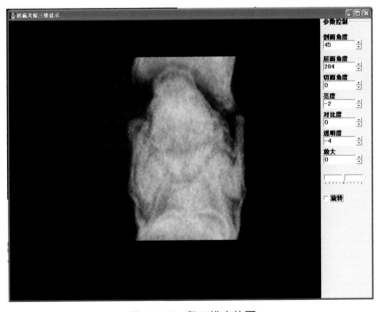

图 19-12　鼠三维立体图